U0251463

国医大师的
五谷杂粮养生粥

路志正◎编著

天津出版传媒集团

天津人民出版社

天津科学技术出版社

图书在版编目（CIP）数据

国医大师的五谷杂粮养生粥 / 路志正编著 . —— 天津：

天津科学技术出版社：天津人民出版社，2017.3（2018.12 重印）

　ISBN 978-7-5576-2043-1

　Ⅰ . ①国⋯ Ⅱ . ①路⋯ Ⅲ . ①粥－食物养生－食谱

Ⅳ . ① R247.1 ② TS972.137

　中国版本图书馆 CIP 数据核字 (2016) 第 317961 号

责任编辑：张建锋

责任印制：工　莹

天津出版传媒集团　出版

天津人民出版社

天津科学技术出版社

出版人：蔡　颢

天津市西康路 35 号　邮编 300051

电话（022）23332369（编辑室）

网址：www.tjkjcbs.com.cn

新华书店经销

廊坊市海涛印刷有限公司

开本 710×1020　1/16　印张 15　字数 130 000

2017 年 3 月第 1 版　2018 年 12 月第 2 次印刷

定价：36.00 元

序

路志正先生是当代中医大家，从医 70 余年，熟知医典，临床经验甚丰，不仅精通内科，外、妇、儿及针灸方面亦颇有造诣。

路老特别重视脾胃的调摄，认为脾胃为后天之本，气血生化之源，人以胃气为本，故治病注重调理脾胃，而饮食失调是损伤脾胃的关键，所以十分注重食疗养生保健。在诊疗中问诊必究脾胃，治病必护脾胃，疑难重证亦多径取脾胃。

路老对于湿证有独到的见解，承前人理论和治验，博览诸家，潜心研究湿病数十年，认为湿病害人最广，提出"百病皆有湿作祟""湿邪不独南方，北方亦多湿病"的新论点，为当代湿病研究和诊治提供了宝贵经验。

医者仁心，路志正先生不仅医术精湛、治学严谨，耄耋之年，仍孜孜不倦，出版了《无病到天年：调理脾胃治百病真法》，得到广大读者的一致好评，今又有《无病到天年 2：大病预防先除湿》《国医大师的养生茶》《国医大师的养生汤》《国医大师的五谷杂粮养生粥》几册书陆续出版。

这几本书，文字深入浅出、通俗易懂，既包含了先生身体力行的养生心得与体会，也是对中医理念的通俗解释，对普通读者了解中医、养生防病会有所帮助和启迪。

深感于路老拯黎元于仁寿、济世脱难的仁者爱人之心，故欣然作序，推荐给广大读者。

王国强

2016.7.8

目录

适合全家人的滋补粥

老年人

• 第四章 •

喝出平衡体质的养生粥

第五章
强身健体的养生粥

· 第六章 ·

防病祛病的调养粥

第一章

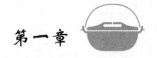

粥，最简单最有效最方便的补品

在中国，有文字记载的历史，就有粥的踪影。《周书》里就记载："黄帝始烹谷为粥。"

粥能暖脾胃，养气血，加入不同的食材和中药就有不同的养生功用。所以历代医者、养生家，乃至诗人都对粥情有独钟。清代著名医学家王士雄短短一句话道尽了粥的绝妙好处："粥，天下第一补物。"对于老百姓来说，粥确实是最简单、最有效、最方便的补品。

养生，就是喝粥这么简单

粥，古时称为包糜、酏，我们老百姓俗称稀饭，是一种将五谷煮成稠糊状的食物。四千年前粥主要为食用，两千五百年前引粥入药。粥是历代中国人美食和养生的最佳"代言"，在《粥谱》中，被列为上品，具有养生妙用的粥就有芡实粥、扁豆粥、藕粥、丝瓜叶粥、桑芽粥、松仁粥、菊花粥、梅花粥、杷叶粥、薄荷粥等总计 36 种之多。

粥不仅是日常生活的一部分，在诗人笔下也是一件意趣盎然的事。明代诗人张方贤就曾写过一首《煮粥》诗："煮饭何如煮粥强，好同儿女细商量。一升可作二升用，两日堪为六日粮。有客只须添水火，无钱不必问羹汤。莫言淡薄少滋味，淡薄之中滋味长。"诗人用同儿女叙家常的通俗语言，从勤俭持家的角度，把粥的好处描绘得淋漓尽致。

现在人越来越重视养生，对于养生之法也是每喜新奇，于是电视节目、书籍和朋友圈中各种养生之法大行其道，各种养生学说也是炒得风生水起，越来越多的"养生大师"粉墨登场。却不知大道至简，真正的养生之法就在平实之中，简单到一粥一饭。

我们都知道，中国古典巨著《红楼梦》是一部伟大的文学名著，但同时也是一部非常科学的养生宝典。书中世代簪缨、百年望族的贾府主子，如贾母、王夫人、宝玉、黛玉等个个尊贵无比，天上飞的、地上跑的、水里游的，想吃什么有什么，但他们最喜欢的、认为最健康食物却是粥。

当然，《红楼梦》里的人因为身份不同，喝粥也是很有讲究的，像"金贵滋补"容易消化的红米粥，只能是贾母独享；一开始喝燕窝粥的林黛玉，后来病重反而只"熬一点江米粥"来喝了；而丫头们就只能喝米汤了。

为什么最金贵的人都要用粥来养生呢？答案就在明代李时珍的《本草纲目》中："粥极柔腻，与肠胃相得，最为饮食之妙诀也。" 在中医看来，脾胃乃后天之本，气血生化之源，中医有"内伤脾胃，百病由生"一说，粥性质温和，易于消化，营养丰富，故而最能养脾胃，脾胃健旺则"百病除"，就能达到养生的目的。

用这些方法，煮粥更美味

粥，真正是老百姓的饮食，不挑厨艺，不挑工具，家庭中高压锅、电饭煲、砂锅、焖烧锅、甚至微波炉都可以承担煮粥的任务。煮粥的方法也很简单，就是先用大火将米和水煮到滚开，再改小火将粥慢慢熬至浓稠状即可。不过我们在日常煮粥的时候还要注意几点：

1.煮粥时间不宜过长

长时间高温容易产生致癌物质，食物里面的膳食纤维会被破坏，一些不耐高温的维生素和人体需要的营养物都会在长时间的熬煮中被大量破坏和损失。长时间熬煮，就会让粥变成一锅糨糊，口感也会变差，所以煮粥不宜时间过长。

2.米要提前浸泡

煮粥前先将米用冷水浸泡半小时以上，让米粒膨胀开。这样的米煮粥熟得快，节省时间。

3.开水下锅

大家的普遍共识是冷水煮粥，而真正会养生的人却是用开水煮粥。因为冷水下锅容易糊锅底，而开水比冷水熬煮更节省时间，能最大程度保留营养。

4. 煮粥过程需搅拌

搅拌也是有技巧的，开水下锅，搅拌几下，盖上锅盖，小火熬制 20 分钟，再不停地搅拌，大概持续 10 分钟左右，搅拌时顺着一个方向搅拌。直到粥出现很自然的黏稠状。这就是老百姓说的"出稠"。

5. 粥和其他食材配料分开煮

现在人们为了口感和健康，会在白粥的基础上添加鸡鱼肉蛋等食材或滋补中药，大多数人习惯把所有食材和米一起下锅，这样的做法是不对的。应当粥底是粥底，料是料，分开煮，最后再搁一块熬煮片刻，搅匀，一般同煮不要超过 10 分钟。这样熬出的粥清爽而不浑浊，每样食材的味儿都熬出来了，但又不串味。特别是辅料为肉类及海鲜时，更应将粥底和辅料分开熬煮，否则口感会很差。

喝点儿粗粮粥，能解决很多烦恼

粗粮的"粗"是相对于我们日常食用的精细米面而言的。主要包括谷物类如玉米、小米、红米、黑米、紫米、高粱、大麦、燕麦等，杂豆类如黄豆、绿豆、红豆、黑豆、蚕豆、豌豆、蚕豆等，以及块茎类红薯、山药、马铃薯等。这些粗粮和粳米白面相比，不但口感丰富，还含有更多的营养成分，非常有益于我们的身体健康。

粗粮煮粥的好处是很多的。

一是粗粮中普遍含有丰富的粗纤维，有利于保障消化系统的正常运转，它与可溶性膳食纤维协同"作战"，可降低血液中低密度脂蛋白和甘油三酯的浓度；增加食物在胃里的停留时间，延迟饭后葡萄糖的吸收速度，降低高血压、糖尿病和心脑血管疾病的风险。

二是一些粗粮的营养远远胜过粳米和白面，如蚕豆的蛋白质含量高达30%，相当于粳米、白面的 3~4 倍，并含有丰富的 B 族维生素、矿物质和膳食纤维。大豆所含的蛋白质高出粳米、白面 3~5 倍，是当之无愧的"植物蛋白之王"，可与肉类、奶类等动物性食品相媲美。玉米中还含丰富的亚油酸、卵磷脂、谷固醇、维生素 E 等高级营养素，荞麦的赖氨酸含量是粳米、白面的 2 倍以上，荞麦还含有其他食物所没有的芳香甙，有降低人体胆固醇和甘油三酯的作用，能预防脑中风及冠心病的发生。红薯主含淀粉和糖，而淀粉正是人体所需的营养物质，吃了能增强肠蠕动，对于防止便秘和直肠癌都有裨益。

粗粮巧搭配，补养高人一等

有人觉得粗粮熬粥口感不好，不喜欢喝，其实，这是食材没有搭配好导致的。想要粗粮粥更好喝，可以把粗粮搭配得丰富一些。

按照中国人的喜好，粥的口感应该软糯，粗粮中的豆类是没有黏性的，需要红粳米、黑粳米、小米之类有正常黏性的食材，或者是燕麦、大黄米、紫糯米等糯性的粗粮。

喜欢口味更香浓的粥品，可以加入花生、白芝麻、黑芝麻、松子仁、瓜子仁等食材，这能让粥的香气更浓。如果再加点儿红枣、桂圆肉、葡萄干、枸杞子、百合、去心莲子等，可以让粥增加甜香味道。

针对不同身体状况的人，杂粮的搭配也可以进行调整。身体虚弱和消化不良的人，适合滋补类粥品，宜少用或不用黄豆、黑豆、绿豆等食材，豆类难以消化且容易产气。如果有腹泻或便溏的情况，宜多用对肠道刺激小的糯米、大黄米、小米、山药、莲子等容易消化的食材，还可以加入枣、葡萄干、桂圆干、枸杞之类水果干，增加营养和美味。

不过，煮杂粮粥之前最好经过 8 小时以上的充分浸泡，这样煮后的杂粮或豆类会更加柔软，容易消化。

有糖尿病、高血脂的人，或者是需要减肥的人，煮粥则要相反。需要增加一点儿咀嚼口感，这样才能让血糖反应更低，也更有饱腹感。豆子可以泡得时间短一些，杂粮可以不浸泡，在可以接受的范围内，让粥的质地不过于软烂。

浸泡杂粮的水不要倒掉，因为里面含有泡出来的维生素、钾和多种抗氧化物质。

需要控制血糖的人更适合喝加入豆类的谷豆混合粥，为了严格控制餐后血糖反应，必须使用一半以上的杂豆原料，包括红小豆、绿豆、芸豆、豌豆、蚕豆、鹰嘴豆、小扁豆等，按照同样淀粉含量相比，它们的餐后血糖反应特别低。花生、芝麻、莲子、百合等也都是低血糖反应食材。不要加入糯米、白米、大黄米、黏小米这类血糖反应过高的食材，少加或不加枣和葡萄干等甜味食材，更不要加糖。

在粗粮粥中，最经典的要数八宝粥了，八宝粥又被称为佛粥，由多种食材熬制而成。八宝粥的历史很长了，民间传说八宝粥来自天竺。中国南宋文人周密所撰的《武林旧事》中说："用胡桃、松子、乳蕈、柿、栗之类作粥，谓之八宝粥。"

八宝粥具有健脾养胃、消滞减肥、益气安神的功效。当然，现在我们煮八宝的做法已经多种多样了，不拘于食材种类，甚至不拘数量。

下面介绍一道最正宗的八宝粥，这个配方出自清代药学家赵学敏《串雅外编》，用现代的做法大致如下：

 八宝粥

原料：

芡实、薏米仁、茯苓、莲子各50克，鲜淮山药100克，

人参6克，红枣10枚，粳米150克，白糖适量。

做法：

1. 将粳米淘净，加水煮到半熟。

2. 将各类干果、药材清洗后放入粥中，煮1个小时即可。

这道八宝粥不但味道甜美，还有多种食疗效果。粥里的芡实能益肾固精，健脾止泻；莲子清心益智，补脾益肾；红枣能健脾养血，粳米鼓舞胃气，养血生津。茯苓更是个好东西，既能健脾，又能渗湿，对脾虚不能运化水湿，水湿停聚而化生痰饮之症，具有治疗作用。家里老人、孩子脾胃功能弱的，都适合煮这道粥喝。下面再介绍几种养生八宝粥。

 花生燕麦粥

原料：

红皮花生米、燕麦各50克，粳米100克，冰糖适量。

做法：

1. 把粳米、燕麦、花生米洗干净，燕麦先用水浸泡半天。

2. 将燕麦先下锅加水煮10分钟，随后放入粳米和花生米煮至粥成。放入冰糖煮化后搅匀即可。

这道粥的精华就在于小小的红皮花生米上，花生外层的薄薄红皮，中医称之为"红衣"，能补益脾胃、养血止血；而另一道主材燕麦性味甘平，能益脾养心、敛汗。据现代药理研究，燕麦里含有丰富的亚油酸，对脂肪肝、糖尿病、水肿、便秘等有辅助疗效。

如果希望口感丰富一些，也可以放红枣、桂圆、葡萄干等，但是要在出锅5~10分钟以前放，过早会使粥变色。

 三豆粥

原料：

红豆、绿豆、黑豆各50克，冰糖适量。

做法：

1.将三种豆洗净，用1500毫升冷水浸泡1个小时。

2.三种豆和泡豆的水一起放入砂锅，补足水量，大火烧开，小火煮至豆烂，加入冰糖煮化后搅匀。

3.冷却后连豆带汤一起服用，消暑定神，清热解毒。

三豆粥是从扁鹊三豆饮演化而来，味道清甜。绿豆性寒，有清热解毒、消暑利水的功效；红豆有清热消肿的功效；黑豆性寒，能解毒、散热、除烦。三豆同煮有健脾利湿、清热解毒的效果。

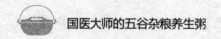

五种人不能过多吃粗粮

粗粮虽营养丰富，但吃太多粗粮，或者以粗粮为主食，也对人体健康不利。因为大多数粗粮不容易消化，吸收率低，适量的粗粮里富含的食物纤维可以增加饱腹感，并增加肠胃蠕动，有助于排除体内垃圾，但食用过多则会影响人体对钙、铁等其他营养素的吸收。尤其是一些特殊人群不宜多吃粗粮。

1. 消化系统疾病、胃肠功能差的人不宜多吃粗粮

粗粮质地较粗糙，跟已经生病、黏膜破损的胃肠道发生摩擦，会造成消化道黏膜伤口疼痛，黏膜破损不易愈合。尤其是胃溃疡患者，吃太多粗粮会造成溃疡出血。

2. 贫血、缺钙的人不宜多吃粗粮

粗粮里的草酸含量高，与食物纤维结合会抑制铁的吸收，使贫血、缺钙症状更加严重。

3. 患有代谢系统疾病者粗粮要控制食用量

虽然粗粮具有丰富的膳食纤维，有助于降血糖，但粗粮里也含有一定量的淀粉，对控制血糖很不利，所以，如果食用，要严格控制分量。

4. 重病患者、老人、孩子不宜多吃粗粮

病重的人消化系统虚弱，老人的消化功能减退，孩子的消化功能尚未完善，吃粗粮会给胃肠造成很大的负担，而且粗粮的营养吸收和利用率低，不利于小孩子的生长发育。

5. 免疫力低下的人不宜多吃粗粮

免疫力低下者自身消化系统虚弱，易生病，如果长期食用粗粮，会使蛋白质补充受阻，脂肪利用率低，营养不良，让人体的免疫力更低。

中药入粥，养生祛病两相宜

中药入粥，被称为药粥疗法，是在中医学理论指导下，以药治病、以粥扶正的食养食疗的好方法。我们中医注重的是"药食同源"，俗话讲得"药补不如食补"就是这个道理。

药粥最早的理论基础可见于《黄帝内经》中的"药以祛之，食之随之"。下面介绍几款居家实用的药粥。

🍚 葱姜糯米粥

原料：

糯米 100 克，葱、姜各 15 克，红糖 30 克。

做法：

1.将糯米洗净，加水煮成粥，最后加姜、葱白再煮5分钟。

2.加入红糖搅匀后起锅，趁热服用，盖被发汗。

这道粥简单易做，生姜散寒发汗，解表祛风；红糖清热解毒，温中散寒；糯米健脾补胃，非常适合风寒感冒初期者食用。

荷叶粥

原料：

新鲜的荷叶 1 张，粳米 50 克，冰糖适量。

做法：

1. 粳米淘洗干净后放入砂锅，注入足量清水，浸泡 30 分钟后煮粥。煮至米粒开花，粥变得黏稠。

2. 在粥快煮好时把荷叶冲洗干净，然后余烫至软。

3. 趁热将荷叶撕碎覆盖在粥面上，待粥呈淡绿色时取出荷叶不用，加入冰糖煮化后搅匀即可。

这道荷叶粥味道清香，粥的主材荷叶味苦辛，微涩，性味寒凉，归心、肝、脾经，具有消暑利湿、健脾升阳的作用，能够解暑热、降血压和降血脂。三高患者、想要减肥的女性都可以食用。

郁李柏仁粥

原料：

郁李仁、柏子仁各 15 克，粳米 60 克，蜂蜜适量。

做法：

1. 郁李仁、柏子仁去尽皮、壳、杂质，捣烂。

2. 粳米洗净，加水煮粥，待粥将熟时，加入蜂蜜略煮即可。

此粥出自《民间方》，能润肠通便、养心安神，适用于心悸、失眠、健忘、长期便秘或老年性便秘。

 银花莲子粥

原料：

金银花15克，莲子30克，粳米50克，白糖适量。

做法：

1.将金银花洗净，莲子去皮，去心洗净；金银花加水，大火煮沸后改小火煎煮5分钟，去渣留汁待用。

2.粳米洗净煮粥，粥将成时加入金银花汁、白糖，略煮即可。

此粥出自《食疗百味》，有清热解毒、健脾祛湿的功效，适用于脾胃虚弱伴心烦口渴者。

第二章

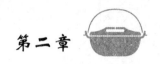

一年四季怎么喝粥

《黄帝内经》提出，养生要顺天应时，一年四季气候不同，春夏秋冬各有所主，对人体的影响也不相同。在不同的季节做有重点的调养，使人体之气顺应自然之气，才能让养生事半功倍。

春季食粥，温补阳气

春季是一年的开始，是万物生长、万象更新的季节。《黄帝内经》里记载："春气之应，养生之道也"。所谓"春气"就是春天季节的特点，概括来说就是阳气升发。为了让身体适应这个特点，我们应当注意扶助身体的阳气。

春回大地，人体的阳气开始趋向于体表，皮肤腠理逐渐舒展，气血供应增多而肢体反觉困倦，所以有"春眠不觉晓，处处闻啼鸟"之说。然而，睡懒觉不利于阳气升发。因此，起居方面更适合早起。

春季气候乍暖乍寒，加之人体腠理开始疏松，对寒邪的抵抗能力也因此有所减弱。所以，不宜顿去棉衣。特别是年老体弱者，减脱冬装尤其要谨慎，不可骤减。这样才不会让阳气泄露。我们的头颈总是露在外面，更要注意保暖。

饮食方面，要适当多吃些有助于升发的食物。辛甘发散之品，如山药、春笋、韭菜、豌豆苗、菠菜、红枣等都不错。酸味具有收敛的性质，不利于阳气的升发和肝气的疏泄，而且会影响脾胃的功能，要尽量少食。生冷黏腻食物也不宜食用。当然，如果是肝火过旺的人，还是可以适当吃点儿的，因为酸味食物可以防止肝气过度发散。

阳气的升发与人的情绪有直接的关系，所以春天还要注意保持乐观的情绪。情绪低落时，可以适当吃点儿具有疏肝、健脾、理气作用的食物，如芹菜、西红柿、萝卜、橙子、佛手、菊花等。

韭菜虾仁粥，最适合初春时节

要想让肝气升发顺畅，一方面要保持好的情绪，另一方面也可以通过饮食来调节。韭菜就是很好的升发性食物。

春天吃韭菜，主要是取其性温能升发阳气。另外，韭菜所含的硫化合物有一定的杀菌消炎作用，春季各种病菌肆虐，吃点儿韭菜也能起到一定的增强抵抗力的作用。

下面推荐一道韭菜虾仁粥。

 韭菜虾仁粥

原料：

鲜虾、韭菜各30克，粳米50克，姜末3克，盐少许。

做法：

1.将鲜虾去除泥肠，洗净，切成蓉；韭菜择洗干净，切成小段；姜洗净切末备用。粳米洗净，用冷水浸泡半小时，捞出，沥干水分。

2.锅中加入约1000毫升冷水，将粳米放入，先用大火烧沸，然后加入虾蓉，改用小火熬煮。

3.待粥将熟时，下姜末、韭菜段、盐调味，再稍煮片刻即可。

其实，韭菜除了上面说的疏调肝气、助肝气升发的效果外，还有很好的温中下气、补肾益阳的作用。中医里称其为"壮阳草"，是很形象的。南朝齐梁时期陶弘景的《名医别录》里首次提到了韭菜的药用功效，说韭菜味甘、辛，性温，能补肾助阳、温中开胃、降逆气、散瘀等。

韭菜的另一大好处是含有大量的纤维素和挥发油，我们说韭菜有味，实际上就是这个挥发油造成的。挥发油能让人开胃，增进食欲；纤维素则能刺激消化液分泌，帮助消化，并能促进肠的蠕动，缩短食物在消化道内通过的时间，所以，适当吃韭菜能有助于预防便秘、直肠癌、痔疮等疾病的。

很多人不喜欢韭菜的味儿，认为它"臭"，其实是吃的时机不对。俗话说"韭菜春食则香，夏食则臭"。春天的韭菜鲜嫩，吃过之后是不会有怪味的。

这道养生粥还加入了虾仁，虾仁也有很好的补肾壮阳、健胃功效，煮粥食用，温补肾阳的作用是特别明显的。

中医上讲肝肾同养，韭菜虾仁粥既能调肝气，又可温肾阳，是初春季节不可或缺的一道养生佳品。

贴心小叮咛

韭菜属于辛温助热之品，虽然能助阳气升发，但过犹不及，吃多了也很容易上火，所以咽痛目赤、口舌生疮者不宜食用。春天本就相对干燥，容易上火，所以要适量。

此外，患有消化道溃疡的人尽量少吃韭菜，因为韭菜富含纤维素，会刺激消化液的分泌，加剧对胃肠黏膜的刺激，从而加剧病情。

红枣山药粥养好脾胃

春天在顺应肝气的同时，更应该注重脾的调养。因为春季时人的肝气旺，肝气旺就会影响到脾，所以春季易出现脾胃虚弱之症。中医上讲，春季要少酸增甘，因为春季多吃酸味食物会使肝阳偏亢而克脾胃，肝属木，脾胃属土，木旺则克土，所以春季养脾胃要适当吃甘味的食物。

中医上讲的甘味食物，并不仅仅是甜味食物，更重要的是要有补益脾胃的作用，山药就是很好的甘味食物。

下面推荐一款红枣山药粥。

 红枣山药粥

原料：

红枣10枚，鲜山药200克，粳米100克，白糖适量。

做法：

1.粳米、红枣提前浸泡半小时，在粳米中滴几滴油，伴一下，放置5分钟；山药去皮，切小粒，浸泡，以防变色。

3.锅中倒入适量清水，加入粳米搅动，水开后小火煮。

4.待米粒松软后倒入山药、红枣，小火慢慢熬，用勺搅拌，直到米粥黏软即可。

这道粥从《红楼梦》里枣泥山药糕演化而来，秦可卿病重没有胃口，吃了两块山药糕，有克化的感觉。秦可卿这样久病体虚、不思饮食之人吃了都能觉得舒服，山药调理补胃的功效可见一斑。

李时珍对山药也非常推崇，《本草纲目》中说山药有"健脾补益、滋精固肾，治诸百病，疗五劳七伤"等功效。

有人瞧不起山药，觉得山药就是土里的根块，不值钱，要补的话也得是人参、燕窝之类的。其实并非这样，脾胃最怕的就是虚弱，山药有徐徐调补、养脾和胃之功，是其他中药所难达到的。脾在五行属土，春天肝气旺，脾土虚弱，而山药正因为味甘而补脾，抑制肝气。

山药还能治疗脾胃不和引起的腹泻，清末有个名医叫张锡纯，大爱山药，在他的著作《医学衷中参西录》记载了这样一个故事：

有一个出嫁的女子患上泄泻，一连好几个月，泄得就剩一把骨头了，婆家请了许多医生都束手无策，只好通知娘家。娘家父母很着急，马上动身去看女儿。父亲临行前突然想到，自己去了也帮不上什么忙，灵机一动，跑来问张锡纯怎么办。张锡纯想了想，告诉他将山药煮粥服用，每日三次，只要能吃下去，病就肯定能好。于是父亲到了女儿家熬粥给女儿吃，神奇的是，没过几天，女儿的泄泻就停止了，一连喝了三个月，身体逐渐恢复了健康。

贴心小叮咛

要提醒大家的是，山药虽好，但也不是百无禁忌，它能和胃养脾，也能收敛涩肠，也就是能治疗泄泻，所以有积滞、湿邪者，如便秘、积食等，不宜食用。

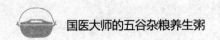

芹菜粥帮你降血压

　　春天是万物复苏的季节，草长莺飞。中医认为，我们人类的肝脏和草木相似，属于木性，草木在春天升发，所以肝脏在春天功能也更加活跃，春季养生，以养肝护肝为主，让肝气像草木一样欣欣向荣才好。

　　春天是各种绿色蔬菜上市的季节，其中的芹菜就有很好的疏理肝气、平肝降压的效果，可以做成粥来食用。

 芹菜粥

原料：

芹菜30克、粳米100克，盐少许。

做法：

1.芹菜洗净，切成小块，放入榨汁机中加入适量清水榨汁。

2.粳米淘洗干净，加适量清水，大火煮沸后改小火煮成粥。

3.起锅前加入芹菜汁和盐调味。

　　乍看上去，芹菜入粥没有什么出奇之处，而精妙恰恰就是在平凡中孕育神奇。《射雕英雄传》里有这样一段话颇有道理："洪七公品味之精，世间稀有，深知真正的烹调高手，愈是在最平常的菜肴之中，愈能显出奇妙功夫，道理与武学一般，能在平淡之中现神奇，才是大宗匠的手段。"芹菜入粥也是一样的道理。

中医认为芹菜味甘、性寒，入肺、胃、肝经，具有散瘀破结、醒脾健胃、清热平肝、清利湿热、消肿解毒、降压止眩的功效。据《本草纲目》记载，芹菜与粳米煮粥，有"伏热、利小便"的作用。所谓"伏热、利小便"，就是清热利尿。

春季肝阳易动，常使人肝火头痛、眩晕目赤，此类人群和中老年人多喝一些芹菜粥，对调养肝脏、降低血压、减少烦躁有一定的作用。

此外，芹菜味道非常奇特，有一股其他蔬菜没有的清香，相传唐朝的魏征嗜芹如命，几乎每天都用糖醋拌芹菜下饭。所以胃口不好的时候，吃点儿芹菜可以改善食欲。

贴心小叮咛

芹菜虽好，但是它有降低血压的作用，所以血压低的人不宜多食。在日常生活中，很多人吃芹菜的时候常常把叶去掉，其实这是不科学的。因为芹菜叶的营养要比茎丰富，而且芹菜的叶对癌细胞具有一定的抑制作用。

银耳百合粥提高免疫力，老少皆宜

春天万物萌生，然而病菌也蠢蠢欲动了，对于肺来说，是"多事之春"，尤其是老人和孩子，体质较弱，免疫力低下，稍有不慎就容易诱发呼吸道疾病，诸如感冒、咳嗽、肺炎、气管炎等。

药食同源，通过饮食调节，调养肺脏，提高人体的抗病能力，就能减少感冒的概率。

银耳百合排骨粥

原料：银耳10克，干百合20克，排骨200克，粳米100克，盐适量。

做法：

1.把银耳用清水泡发1小时，清水洗干净后择净，撕成小片；百合用温水泡发，洗去表面的黄色。

2.排骨洗净，剁碎，热水焯好，洗去浮沫，放入锅中，加适量清水，大火煮沸后改小火炖1个小时，加银耳和粳米继续煮半小时；最后放入百合煮熟调味即可。

银耳既是营养滋补佳品，又是扶正强壮的补药，历代的皇家贵族都将它看作"延年益寿之品"和"长生不老良药"。中医认为，银耳性平、味甘淡，无毒，归肺、胃、肾经。具有强精补肾、滋阴润肺、生津止咳、清润益胃、润肠通便、补气和血、强心壮身、补脑提神、嫩肤美容、延年益寿、抗癌等功效。对肺热咳嗽、肺燥干咳等症有很好的防治作用。

《本草诗解药注》中说："白耳有麦冬之润而无其寒，有玉竹之甘而无其腻，诚润肺滋阴之要品，为人参、鹿茸、燕窝所不及。"所以银耳对阴虚火旺、不受参茸等温热滋补的病人来说是一种良好的补品。

银耳和百合搭配，清甜爽滑，有润肺燥、健脾胃、化痰止咳的功效。而加入排骨、粳米，则变成一道美味可口的粥品，既养肺润燥，又温暖饱腹，很适合早春乍暖还寒时食用，也适合体质虚弱者食用。

夏季食粥，清热防暑

夏季是阳气最盛的季节，气候炎热，阳气外发，伏阴在内，人体阳气运行也相应地旺盛起来，活跃于机体表面，所以此时也是新陈代谢的旺盛时期。

夏季养生重在精神调摄，保持愉快而稳定的情绪，切忌大悲大喜，以免以热助热，火上加油。心静人自凉，可达到养生的目的。

具体来说，我们顺应夏季昼长夜短的特点，及时调整自己工作计划和生活节奏，适当减缓速度，给自己一点儿空间。业余时间听听音乐、想想美好的事情，或去公园散步、郊游，尽可能地放松身体和精神。夏季炎热容易心生烦躁，所以还应保持淡薄宁静的心境，凡事顺其自然，静养勿躁。

立夏之后自然界的变化是阳气渐长、阴气渐弱，对人体脏腑来说，是肝气渐弱、心气渐强的时刻。此时的饮食应以补肾助肝、调养胃气为原则。夏季饮食宜清淡，以低脂、易消化、富含纤维素为主，多吃蔬果、粗粮。平时可多吃鱼、鸡、瘦肉、豆类、小米、玉米、山楂、桃、木瓜、西红柿等；少吃动物内脏、肥肉、过咸的食物。

夏季适当食用冷饮有助于降温避暑，但不可过食，以免损伤阳气。《孙真人卫生歌注释》中说："盛暑之时，伏阴在内，腐化稍迟，瓜果园蔬，多将生痰，冰水桂浆，生冷相值，克化尤难。" 就是讲夏季人体外热而内凉，不可过食寒凉食品以伤阳气，否则会出现消化不良、腹泻便溏等病症。

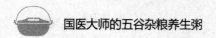

苦瓜瘦肉粥，解除上火烦恼

到了夏季，很多人都会出现烦躁、焦虑、激动、失眠等症状，这就是"上火"的一系列症状。中医认为"夏日属火，主心"，意思是夏季天气炎热，高温会影响身体气机的平衡，所以人就容易火气大，情绪焦躁。

夏季烦热上火的人，可以适当吃点儿苦味，苦瓜就是很好的除烦降火食物。

 苦瓜瘦肉粥

原料：

苦瓜、粳米各 50 克，瘦肉 25 克，盐、香油适量。

做法：

1. 苦瓜洗净，去蒂、籽，切丁；瘦肉洗净，剁成蓉。

2. 将粳米放入锅内，加适量清水煮到米粒黏软，加猪肉煮烂后放入苦瓜丁，用盐调味，出锅时淋上香油即可。

苦瓜虽苦，但这道粥的味道却不苦。《黄帝内经》中说"苦入心"，"苦"是指苦味的食物，而苦瓜是最具有代表性的苦味食物，性寒味苦，入心经，能够燥湿坚阴，清除我们体内的湿热。

清代王孟英也在《随息居饮食谱》说："苦瓜清则苦寒，涤热，明目，清心。可酱可腌。熟则色赤，味甘性平，养血滋肝，润脾补肾。"所以夏季吃苦瓜清火要吃青色未熟的。

此外，苦瓜对中暑、痱子、结膜炎等都有一定的食疗功效。苦瓜的维生素C含量也很高，具有预防坏血病、保护细胞膜、防止动脉粥样硬化、保护心脏的作用。

除苦瓜外，杏仁、苦丁茶也有去火的作用。但是要掌握适量、适当的原则。中医认为，瓜苦属阴，骨也属阴，气同则入，所以，苦瓜走骨，骨重则行动不便。如果平日形体消瘦、手足心热，有骨病者，要避免多吃苦瓜。

老鸭海带粥，扑灭心火让心脏无负担

前文说过，夏季在五行中属火，对应的五脏为心，天气过热则上火伤心。吃苦味食物可以降火。然而光降火是不够的，就像是房子着火了，仅仅扑灭火是不行的，还需要把房子重新修建起来，且要注重防火设置的配制，以防更大的火灾，正如中医上说的"心无肾之水则火炽，心必得肾水以滋润。"

夏天滋肾阴，可以选用鸭肉，与海带一起煮粥。

可千万别小看这道粥，这里采用了老鸭、海带、盐三种性咸的食材来滋补肾水、消除心火。

先看主要食材——鸭子，中医认为，鸭子吃的食物多为水生物，故鸭肉味甘、咸，性微寒。《日用本草》记载："鸭肉可滋三阴五脏，清虚劳之热，补血解水，养胃生津。"由此可见，鸭肉是很适于夏季滋补的食材。凡体内有热的人，也适合进补鸭肉。鸭子和海带更是绝配，既能滋补由高温带来的苦虚，又有降血压的效果。

　　盐作为调味品的同时，也是一种良药，盐味咸，性寒，入肾经，具有清火、凉血、解毒、软坚等功效。《本草纲目》中最为推崇盐，说："盐为百药之王，百病无不用之，故服补肾要用盐汤。"我们在夏季的时候，吃盐能起到防止中暑、滋补肾水、保护心脏的目的。

老鸭海带粥

原料：

老鸭 100 克，海带 50 克，粳米 100 克，姜丝、蒜片、盐各适量。

做法：

1.将鸭肉洗净，切成小丁；海带漂洗干净，切成小块；粳米淘洗干净备用。

2.锅内加水适量，将粳米煮到半熟，放入鸭肉丝、海带块、姜丝、蒜片后熬煮一个小时，调入味精即成。

薏米绿豆八宝粥，祛除身体湿气

夏季的时候，很多人会出现消瘦、身子发重懒得动、食欲缺乏、大便溏泄等症状，其实这是湿邪入侵的一种表现，古人称之为"苦夏"。这是因为夏季气候炎热，人体气血趋向体表，形成阳气在外、阴气内伏的状态，此时湿邪就易侵犯人体，湿有黏滞向下的特性，所以就会导致身重疲倦、食欲缺乏。缓解这些症状，需要清热、利湿、消暑。

 椰浆八宝薏米粥

原料：

红枣 20 克，绿豆 40 克，薏米 50 克，鹌鹑蛋 4 枚，西瓜、玉米粒、汤圆、芋头、冰块、红糖、椰浆各适量。

做法：

1.将各类食材洗净，分开加水煮熟，尽量不要煮得太烂，捞出沥干。

2.准备好冰块，若是老人或体质虚弱等不能吃冰的人，则准备凉开水。

3.以上的食材混合在一起，倒入椰子汁中即成。

这道粥在广东、广西、海南等地又被称为"清补凉"，是当地人夏日解暑

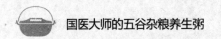

的必备粥品。西南气候高温湿热，最适合食用这种消暑祛湿的粥品。

这款粥的主材为薏米，在中药的分类中，大致可分为解表药、清热药、芳香化湿药、利水去湿药等二十余类，而薏米就是利水祛湿药的代表，也是药食同源的食材。如《本草正》中记载："薏仁，味甘淡，气微凉，性微降而渗，故能去湿利水。"它就像疏通水道一样，能把夏季积攒的湿气排走。再配上消肿清热的绿豆、西瓜等，很适合夏季消暑之用。

贴心小叮咛

薏米虽好，但是《本草纲目》中把它列为妊娠忌药，《本草求真》中也记载："薏米，苦，津枯、便秘、阴寒转筋，及有孕妇女，不宜食用"。

有人觉得薏米性凉，怕伤脾胃，有两个解决的办法，第一是和温热的食物一起食用，消除它的凉性，所以我们在粥里加入了红枣。第二是炒制薏米以去寒凉，锅烧热，把生薏米放到锅中，翻炒到黄色即可。

冬瓜虾仁粥解热毒，消除口疮咽痛

到了夏季，很多人都胃口差，吃不下饭，似乎更喜欢去吃火锅、串串香等高热量、重口味的食物。虽然打开了胃口、痛快了嘴巴，但是长此以往，肠胃功能就会变差，积累了"热毒"。身体有"热毒"，表现出来就是长痘痘、口疮、咽喉肿痛、身上出汗、口臭等症状，中医上也称之为"热邪"，既是邪毒，就需要清热解毒，下面我们介绍一款清热解毒的粥。

 冬瓜虾仁粥

原料：

鲜虾50克，冬瓜100克，粳米100克，盐少许。

做法：

1.新鲜的虾去头，剔出虾线；冬瓜去皮洗净后切小块。

2.锅中放适量水，下米煮粥，待半熟时放入虾仁和冬瓜块。

3.转大火煮沸后，转小火煮至粳米、冬瓜熟烂，加入适量的盐调味出锅。

冬瓜虽然其貌不扬，却是药食兼用的良蔬，具有多种保健功能。冬瓜虽名"冬"，却是真正的春播夏收的蔬菜，民间有"冬瓜入户，不进药铺"的俗谚。

中医认为，冬瓜味甘，淡，性凉，入肺、大肠、小肠、膀胱经，有清热养胃的功效。现代营养学显示，冬瓜里含有的维生素C是西红柿的数倍，一般水果更是望尘莫及。而且冬瓜不含脂肪，热量少，能使体内脂肪转化成热能，减少脂肪在体内的堆积，是减肥者最理想的食品。

夏天酷热，身体里除了有热毒，加上喝冷饮吃辛辣，很容易导致水湿凝滞，削弱脾胃功能，甚至出现水肿的症状，这个时候冬瓜就成了"解药"，配上清淡、高蛋白的虾仁，既清淡可口又解毒除湿，非常适合夏季食用。

秋季食粥，滋阴防燥

"秋者阴气始下，故万物收。"意思是说秋天阳气渐收，阴气逐渐强盛起来，万物成熟，到了收获之季。从气候特点来看，秋季由热转寒，是"阳消阴长"的过渡阶段。人体的生理活动，随"夏长"到"秋收"而相应发生改变。《黄帝内经》里说"秋冬养阴"，所谓秋冬养阴，是指在秋冬季节要收敛阳气，不要使阳气外泄，以适应自然界阴气渐生的规律，为来年阳气生发打基础。

关于饮食，《黄帝内经·素问·脏气法时论》中说："肺主秋……肺收敛，急食酸以收之，用酸补之，辛泻之。"酸味收敛肺气，辛味发散泻肺，秋天宜收不宜散，所以要尽量少吃葱、姜等辛味之品，适当多食酸味果蔬。

肺喜润恶燥，秋季燥气当令，易伤津液，故饮食还应注意滋阴润肺。可以可适当食用芝麻、糯米、粳米、蜂蜜、枇杷、菠萝等柔润食物。

猪肝鸭蛋粥，滋阴润肺去秋燥

到了秋天，一些人很容易有强烈的干燥感，皮肤一下子变得十分干燥，咳嗽、口干、喉咙痛等也接踵而至，因为秋季由热转寒，自然也从"生长"转向"收藏"，燥成为秋季的主气，所以我们会出现口干、唇干、大便干结、皮肤干燥等症状。

《黄帝内经》中提出秋冬养阴除燥的原则，秋天我们需要多吃一些滋阴润燥的食物。

 猪肝鸭蛋粥

原料：

粳米 150 克，猪肝 200 克，鸭蛋 150 克，葱、盐、料酒各适量。

做法：

1.将猪肝去筋、苦胆部分后冲洗干净，切成薄片，放入碗中，加入料酒、盐、葱末腌制。

2.鸭蛋打入另一只碗，筷子搅匀。

3.粳米洗净，浸泡半小时后放入锅中，加水煮沸后搅拌数次，改用小火熬煮约 40 分钟，加猪肝片烫熟后，淋上鸭蛋汁，两三沸后加盐调味，淋上香油即可。

鸭蛋属于滋阴的食材，燥的天敌就是"阴"，在中医看来，体内的所有液体都属于"阴"，阴是流动的，柔和的，清凉的，能够滋润万物。鸭蛋性味甘、凉，具有滋阴清肺的作用，适应于病后体虚、燥热咳嗽、咽干喉痛等病患者食用。搭配猪肝，滋补效果更好。

不过，鸭蛋的脂肪和胆固醇含量较高，所以中老年人多食久食容易加重和加速心血管系统的硬化和衰老，儿童多食也吸收不了。

红米生地粥，滋阴凉血生津液

在中国古代第一本营养学著作《饮膳正要》中，特地对秋季养生明确指出："秋气燥，宜食麻以润其燥，禁寒饮。更有主张入秋宜食生地粥，以滋阴润燥者。"这段话的意思是说，秋天气候干燥，应该多食滋润之物来缓解干燥，尽量不要吃冷饮。首推生地粥作为秋季的第一滋补粥品。

 红米生地粥

原料：

鲜生地50克，红米100克，冰糖适量。

做法：

1. 取生地黄，洗净后煎取药汁备用。

2. 红米加水煮沸后转小火熬到软烂。

3. 加入生地汁、冰糖调味即可。

此粥出自《食医心鉴》，生地清热养阴，《本草汇编》中给予了它很高的评价："味甘苦，气寒，沉也，阴也。入手少阴及手太阴。凉头面之火，清肝肺之热，亦君药也。"这句话的意思是说生地味甘性凉，属于典型的滋阴药材，能消除头面部的火毒，清除肝肺的燥热，是能独当一面的药材。

粳米糯香滋补，辅佐冰糖更能养阴润燥。除了秋季日常保健食用，还能够辅助治疗高热心烦、手足心热、小便短赤等症。

需要注意的是，煎煮生地的时候一定要选对锅具，在《雷公炮炙论》中明确记载："勿令犯铜铁器，令人肾消，并白髭发、损荣卫也。"所以千万不要用铁锅熬煮生地。

此外，生地性寒而滞，多食用会影响脾胃的消化吸收功能，所以脾胃虚寒者不宜过多食用。

甘蔗粥最能对付肺热

孔子在《论语·乡党第十》里有十几个"不食"，其中就有"不时不食"，其中的"时"是时节之意。我们要遵守、顺应一年时令节气来合理安排膳食。而这一说法在《黄帝内经》中被精辟地总结为"饮食法地道"。地道就是节气，也就是说我们要尊重四季的饮食规律去吃应季的食物，可以调养自己的身体。而在秋天，以应季的甘蔗入粥，最适合清热润燥、生津止渴。

甘蔗粥

原料：

新鲜的甘蔗汁 100 克，粳米 100 克。

做法：

甘蔗汁兑适量水，和米同煮至软烂即可。

千万别小看这简单的甘蔗粥，它可是出自中国养生古籍《养老孝亲书》。甘蔗自古以来就是甘凉滋补的佳品，唐代诗人王维曾在诗里写道："饮食不须愁内热，大官还有蔗浆寒。"

甘蔗性味甘寒，入肺经，有清热润燥，生津止渴的功效，能治疗口干舌燥、津液不足、消化不良、反胃呕吐、呃逆、便秘等症。现代医学研究表明，甘蔗中含有丰富的糖分、水分，此外，还含有对人体新陈代谢非常有益的各种维生素、脂肪、蛋白质、有机酸、钙、铁等物质。甘蔗不但能给食物增添甜味，而且还可以提供人体所需的营养和热量。如果有低血压、低血糖的症状，一碗甘蔗粥喝进去，就会缓解很多。

甘蔗粥煮制时不宜稠厚，以稀薄为宜。甘蔗粥虽好，但甘蔗的含糖量很高，过多食用就会导致头晕、烦躁不安，糖尿病患者不宜食用。

山楂莲子粥，开胃促消化

上文讲，"秋主肺，肺收敛，急食酸收之，用酸补之。"中医上讲肺属金，通气于秋，肺气盛于秋，所以此时应少吃辛味，宜适当增加酸味的食物，以帮助肝脏抵御过盛的肺气。

酸味食物的代表是山楂，既能敛气，又可开胃。

 甘蔗粥

> **原料：**
>
> 糯米 100 克，山楂 100 克，莲子 20 克，葡萄干、桂花各适量。
>
> **做法：**
>
> 1. 将上述材料洗净，葡萄干浸泡 10 分钟，莲子和糯米清水浸泡 1 小时以上，减少煮粥的时间。
>
> 2. 糯米放入锅中，加适量水，大火烧开后转中小火煮 20 分钟，米黏稠后放入莲子。
>
> 3. 山楂去核切碎，倒入粥里煮化，放入山楂后容易糊底，所以要不时搅拌。
>
> 4. 待粥煮好后，放入葡萄干，桂花调味即可。

这道粥口感甜酸，主材山楂是一种味道酸甜的水果，老少皆宜。山楂也可以入药，《尔雅》中就有记载。在唐宋以前，人们不知道山楂的药用，看见山中老鼠、猴子喜欢吃它，就称它为"鼠楂""猴楂"，后来古代医药学家发现山楂可以入药。李时珍在《本草纲目》中说，山楂有化饮食、消肉积、增酸开胃的功效。

山楂为什么能够开胃呢？脾胃主运化，饮食不当的话，脾胃运化的能力就减低了，而山楂味酸、微温，归肝、脾、胃经。故能以酸味消导食物、健脾开胃。

山楂糯米粥早晚服用一次，有补肾肺、润肠燥、消食积的功效，能用于治疗肺虚咳嗽、气喘、大便干结等症，高血压、高血脂患者经常食用，也有很好的辅助治疗作用。

贴心小叮咛

　　有人觉得山楂做粥麻烦，直接吃生山楂，既省事又有味儿，《本草纲目》上讲："生食多，令人嘈烦易饥，损齿。"山楂只消不补，脾胃虚弱者不宜多食。如果脾虚没有积食而用山楂的话，会使脾胃功能更加虚弱。

　　此外孕妇不要吃山楂粥，一般孕妇早期妊娠反应，喜欢选择味道酸的水果，但不要选择山楂，因为山楂有破血散瘀的作用，多食会刺激子宫收缩，可能诱发流产。

冬季食粥，驱寒暖身

寒是冬季的主气，寒和风、湿、暑、燥、火一样，同为外邪。寒为阴邪，多伤阳气。我们人体的阳气好比是天上的太阳，太阳赋予万物光明和温暖，失去阳气万物无法生存。而人体如果没有阳气，将失去新陈代谢的活力。所以我们冬天需要"养藏"和"助阳"。

中医对冬季的饮食调养提出了一个原则——"虚者补之，寒者温之"。归纳起来，就是"温补"。温补是应用温热性的食物进行补益的方法，现代医学的研究和中医不谋而合：冬季气温过低，人体为了保持一定的热量，就必须增加体内糖、脂肪和蛋白质的分解，产生更多的能量，以适应机体的需要，所以必须多吃富含糖、脂肪、蛋白质和维生素的食物。

煮粥的话，可以选用羊肉等温热食物，核桃、芝麻等具有温肾补阳的功效，也可入粥。

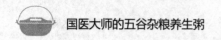

羊肉粥补肾助阳，让你冬天不怕冷

古言"冬至一阳生"，冬至时节，寒冷阴气盛极而衰，人体阳气开始滋生，因此冬令特别适合进补养生、养精蓄锐，而进补的首选就是羊肉粥。

 羊肉粥

原料：

生姜20克，羊肉100克，粳米75克，料酒、盐各适量。

做法：

1. 将生姜洗净切片；羊肉洗净，入开水锅汆去血水，切2厘米见方的块；粳米淘洗干净。

2. 将粳米、生姜、料酒、羊肉同放锅内，加适量水，用大火煮沸，然后改用小火煮成粥，加入盐搅匀即可。

这道粥能暖脾胃、散风寒、增食欲，对脾胃虚寒、冬天手脚不温者特别有益。羊肉是一味很好的药食同源的食材，它可不不同于一般的药材，具有绝佳的滋补效果，李时珍在《本草纲目》中言："羊肉暖中补虚，补中益气，开胃健身，益肾气、养肝明目，治虚劳寒冷，五劳七伤。"

金元四大家之一的李杲也非常推崇羊肉，说羊肉"能补血之虚，有形之物也，能补有形肌肉之气，故曰补可去弱，人参、羊肉之属也。"直接将羊肉与人参并列,可见羊肉的滋补功效之大。

不过,羊肉虽能暖身,也不是人人都能多吃的。古人称羊为"火畜",可见其热,张仲景也说过:"宿热者不可食之。"所以出现咽喉肿痛、牙痛等上火症状的时候,就不能吃羊肉了。吃了羊肉之后如果有上火症状,也要停止食用。

花生芝麻粥,补养五脏抗衰老

冬季,人体阳气内敛,生理活动也有所收敛。而人体的先天之本——肾此时就撑起了大梁——既要为维持冬季的热量支出准备足够的能力,又要为来年储存能量。所以冬季养肾至关重要。

养肾,在饮食方面要多吃些动物性食品和豆类。肉类、核桃、栗子、木耳、芝麻、红薯等均是冬季适宜食物。

 花生芝麻粥

原料:

粳米 80 克,花生 50 克,黑芝麻 30 克,蜂蜜适量。

做法:

1.粳米洗净放入砂锅,加适量水大火煮开,转小火煮粥。

2.将花生、芝麻碾碎,放到微波炉中加热,直到有香气。

3.往粥里加入花生、芝麻碎,煮至粥成,加蜂蜜搅匀即可。

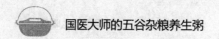

这道粥出自养生古籍《冯氏锦囊秘录》，早晚食用有补肝肾、润五脏的功效，适用于身体虚弱、头发早白、大便干燥、头晕目眩、贫血等症状。

黑芝麻是很好的养肾食物，味甘性平，入肝、肾、肺、脾经，有补血明目、祛风润肠、益肾养发、强身体、抗衰老之功效。古代养生学家陶弘景对它最为推崇："八谷之中，惟此为良，仙家作饭饵之，断谷长生。"意思是连神仙都拿芝麻当饭吃，以此求得长生不老。

贴心小叮咛

这道粥品里的芝麻、花生、蜂蜜都是润肠之物，腹泻者不宜食用。

有些人为了省事，在饭菜里加点儿芝麻。其实这样整粒吃芝麻的方式是不科学的，因为芝麻外面有一层有点儿硬的膜，只有把它碾碎，其中的营养素才能被吸收。所以芝麻应炒熟后碾碎再食用。

黄精猪肚粥，内含长寿秘诀

有人到了冬天会觉得特别冷，无论穿多少、吃多少都不觉得暖和，手脚冰凉，感觉特别难熬，中医称之为"畏寒"，这多是身体受到寒邪侵袭，或自身阳虚阴盛或机体机能失调所造成的。这个时候，身体是"缺虚"的状况，亟须滋补。

黄精猪肚粥

原料：

黄精 30 克，山药 60 克，橘皮 15 克，糯米 150 克，猪肚 1 副，植物油、盐、葱姜、花椒各适量。

做法：

1.猪肚洗净，黄精煎水取汁待用。

2.将橘皮切成丁，同糯米一起放入猪肚中，扎紧猪肚；将猪肚放入砂锅中，加适量水，然后加入黄精汁、油、盐、葱姜、花椒搅匀，大火煮沸后改小火煨至猪肚软烂即可。

此粥从广东客家餐前汤猪肚包鸡演化而来，去鸡肉之油腻，添糯米健脾之功效，味道既清淡且香郁，非常适合冬季畏寒的人食用。

黄精又被称为"神仙余粮"，性甘味平，入脾、肺、肝、肾经，能补脾益气，滋肾填精，被历代医家推崇。三国的嵇康得到一个道士的长寿秘诀，就是服用黄精，他把此事写到《与山巨源绝交书》中。《本经逢原》里说它："宽中益气、使五脏调和，肌肉充盈，骨骼强坚，多年不老，颜鲜明，发黑白，齿落更生。"而《本草便读》："黄精为滋腻之品，久服令人不饥。药味甘如饴，性平质润，为补养脾阴之正品。"很适合冬天滋补食用。

有一些中药入粥不适合老人、幼儿食用，而黄精则没有这些禁忌，只要用量得当，长期服用还能补脾健脑。

山药也是很好的平补之物，跟糯米一起煮粥，温胃散寒、补脾健胃效果很好。

第三章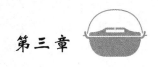

适合全家人的滋补粥

　　人在不同年龄阶段，对营养的需求是不同的，要想一碗好粥照顾到全家的脾胃，是不现实的。对于不同的家庭成员或者不同年龄段的人，煲粥也必须有所侧重。

儿 童

鸡内金小米粥，专治幼儿积食

经常会看到有些孩子面黄肌瘦，父母会解释："孩子吃饭吃得多，但是就是不胖。"

为什么吃得多却不胖？这是因为孩子的脾胃虚弱。我们人的营养来源于脾胃消化与吸收，胃主受纳，脾主运化，就是说只有吃进食物，并经过消化吸收等环节，使食物变成营养物质，才能使人发育正常，面色红润有光泽。而小儿一旦脾胃虚弱，受纳迟滞，运化失常，就会出现面黄肌瘦的状态。

对于脾胃虚弱的小儿，饮食应以清淡且富含蛋白质、维生素和微量元素等易消化的食物为主，不可过于油腻，尽量多喝粥，以利于脾胃消化和吸收。

在诸多中药中，鸡内金有很好的健脾助消化功效，而且性质平和，非常适合儿童积食、食欲缺乏的调理。

🍚 鸡内金小米粥

原料：

鸡内金末 15 克，小米 50 克。

做法：

将小米洗净，放入砂锅内加适量水煮粥，待粥沸后加入鸡内金粉末，直到小米黏软。

鸡内金的味道有点儿苦，如果孩子不适应，可以加糖调味遮盖。

鸡内金粥能补小儿脾胃、助消化，同样适用于脾虚泄泻、食少体倦的大病初愈者。

鸡内金不是什么神秘的药。鸡胃里有一层黄色的壳，这就是鸡内金。它的得名既由于颜色相似黄金，又因为古代医学家觉得它的药用价值非常高，故名为"金"。据《本草纲目》记载，鸡内金可"治小儿食疟，疗大人淋漓反胃，消酒积，主喉闭乳蛾，一切口疮，牙疳诸疮。"

为什么要用鸡内金粥调理小儿脾胃呢？小儿饮食不当，伤害脾胃，食物就会淤积在体内，导致厌食，鸡内金是鸡的胃，鸡胃的消化功能相当强大，连吞进去的小石子都能消化，所以善化淤积，积食化去，幼儿的胃口自然就好了。还有一个原因，中医讲究"以脏补脏，以形补形"。鸡内金是鸡胃，对脾胃也有补益的效果。

此外，鸭内金、鹅内金也可以入粥缓解、治疗积食腹胀，只是效果不如鸡内金好。

绿豆粥，给孩子清热最安全

现在父母对孩子的饮食越来越注重精细、丰富和口味，鸡鱼肉蛋、山珍海鲜变着法地给孩子吃，但是这样吃的后果就是容易上火。清代名医徐大椿在自己的著作里提出："小儿纯阳之体，最宜清凉。" 意思是说，婴幼儿生长发育旺盛，生机蓬勃，体内阳气占据优势，易患热病，阴津易伤。如果再吃大鱼大肉，肯定会引起上火，相反应当以清凉为宜。

下面就介绍一款适合儿童下火的粥。

 绿豆粥

原料：

粳米 30 克，绿豆 50 克，白糖适量。

做法：

1. 粳米、绿豆用清水洗净，浸泡 2 个小时。

2. 将绿豆放入锅中，加适量清水，大火煮沸后转小火煮 30 分钟，至绿豆酥烂时，放入粳米，用中火煮 20 分钟，煮至米粒开花、粥汤稠浓，加入白糖调味即可。

有人可能会说，绿豆太凉了，怎么适合孩子呢？上面说过，小儿纯阳之体，最宜清凉，适量地喝点儿绿豆粥，可以清热解毒、滋补津液。

千万别小看这绿豆，绿豆有"食中佳品，济世长谷"之称，"食中佳品"评语平平，然而"济世"两个字则足以让我们耐心琢磨了。古代医者有大慈仁心，救人于病痛，普济众生者，才可称之为悬壶济世。那么小小绿豆何德何能可以得到这样的美誉呢？《本草求真》给出了我们答案："绿豆味甘性寒，有言能厚肠胃、润皮肤、和五脏及资脾胃，缘因毒邪内炽，凡脏腑经络皮肤脾胃，无一不受毒扰，服此性善解毒。"这句话的意思是说，小儿上火，身上出现热毒，喝点儿绿豆粥，热毒随着尿液排出，上火症状就能排解了。

现在市面上卖的很多宝宝下火茶，标榜是纯植物、纯中药，但是幼儿脏腑娇弱，服用烈性的下火茶会引发不可逆的副作用，绿豆粥才是真正的温和不刺激、下火解毒的好"药"。

香蕉蛋黄粥，让宝宝爱上吃饭

水果入粥，在粤菜系中比较常见。我们平常吃惯了蔬菜或肉类入粥，其实新鲜水果入粥也是很合适的。尤其是清香味更适合宝宝的胃口，因为宝宝的味觉非常灵敏，水果的清新爽口加上喷香的白粥，哪怕如此轻微的改变，都能让他们觉得惊喜。

下面就介绍一款适合宝宝的水果粥。

 蛋黄香蕉粥

原料：

熟蛋黄 1 个，香蕉半根，粳米 50 克。

做法：

1. 将蛋黄捣碎、香蕉碾碎成泥。

2. 将粳米加水煮粥，取粥油，与蛋黄、香蕉混匀即可。

蛋黄香蕉粥口感润滑，香甜可口，最适合小宝宝食用。

中医认为，香蕉性味甘寒，入脾、胃经，有清热润肠、润燥止咳的功效。《本草纲目》中说它"除小儿客热"，"客热"指的是虚热或者假热。意思是说，在小儿发热或内热导致的便秘、上火时，吃一根香蕉，很快就可以缓解。

现代医学研究发现，香蕉中含有泛酸等成分，能够能减轻心理压力，解除忧郁，令人快乐开心。

贴心小叮咛 ◄

　　家长要注意的是，香蕉是淀粉丰富的水果，吃多了反而会引起消化不良，而且会妨碍宝宝的饮食，造成营养缺乏。而且香蕉摄入过多，会引起胃肠功能紊乱，所以宝宝多吃香蕉并不好。

青少年

香菇牛肉粥，助力身体发育

　　青春期是儿童发育到成年的过渡时期，年龄大致在12~18岁，女性比男性约早两年。这是身体发育突飞猛进和性成熟的阶段，是一生体格、体质、心理和智力发展的关键时刻。

　　从形态看，孩子身高、体重、肩宽、盆宽均有突增趋势，生理、心理发展也与之平行。这时期的生长速度、性成熟程度、学习能力、运动成绩及劳动效率等均与营养状况关系密切。这是人类对热能和营养素需要最多的阶段，对热能及营养素的不足或缺乏也最敏感，对各种营养的需求量远远高于成人，因此营养问题显得更为重要。蛋白质的需求量最大，所以应注意食用富含蛋白质的食物，以满足青少年生长发育需求。

香菇牛肉粥

原料：

鲜香菇60克，牛肉30克，粳米100克，大葱15克，姜10克，盐适量。

做法：

1.将香菇去梗洗净，切成细丁，牛肉洗净切丝，粳米淘洗干净。

2.将香菇、牛肉、粳米共同放入锅内，加适量水用小火煮至肉烂米熟。

3.加葱末、姜片、盐，再煮3分钟即可。

牛肉性味甘平，《本草纲目》赞它能"安中益气、养脾胃，补虚壮健、强筋骨，消水肿、除湿气"。在古代肉食动物中，数牛的地位最高，中医认为，牛肉是"甘"味的食物，甘味是入脾的，人体的气血、五脏六腑的营养都是脾胃化生的，使人身强力壮。

无独有偶，在非洲部落流行着一个说法，如果一个人生了大病，需要吃一整头牛的肉才能恢复元气和健康。现代医学则认为青少年在身体发育的黄金时期，对营养物质需求量大且全，牛肉的多种营养物质能促进肌肉和骨骼的生长，还可以促进大脑的发育，提高智力。

牛肉与香菇入粥，不但提味，而且可以让理气补益的效果更强。

核桃小米粥，让孩子学习更轻松

青少年的身体发育很快，身体需要大量的营养支持，同时紧张的学习、较强的脑力活动会使体内的能量物质消耗较大，尤其处于生长高峰，需要益智的食材进补。下面介绍一款适合青少年益智的粥。

 核桃小米粥

原料：

粳米 50 克，小米 30 克，红枣 10 枚，生核桃仁 50 克，葡萄干 20 克。

做法：

1. 将葡萄干用温水泡软，洗净备用，把核桃仁用热水浸泡 30 分钟，去皮碾碎。

2. 将粳米和小米淘洗干净，下锅加水煮粥。

3. 待米粒黏软后放入核桃碎、红枣，用中小火煮至米粥黏稠为止。

这款粥味道甜美，核桃为"益智果"，中医认为，核桃性温味甘，无毒，有健胃、补血、养神等功效，在《神农本草经》里被列为久服轻身益气、延年益寿的上品，明代李时珍说它能"行气养血，补肾健脑"。而且核桃仁形似我们的大脑，也有"以形补形"之效。不仅中国人知道核桃的好处，在俄罗斯，核桃被称为"大力士食品"，极受脑力劳动者欢迎。

不过，核桃有通便的作用，腹泻之人不宜多吃。有的人喜欢将核桃仁表面的褐色薄皮剥掉，其实这样会损失掉一部分营养，所以无论是直接食用还是煮粥做菜，都不要剥掉这层皮。

鸽子粥，让身体强壮

绝大多数高蛋白的食物都是肉类，高蛋白的食品多有高脂肪、高胆固醇等特点，食用过多会给青少年健康留下隐患。下面介绍一款高蛋白、低脂肪的滋补粥。

 鸽子粥

原料：

香米 50 克，珍珠米 50 克，鸽子 1 只，食用油、生抽、蚝油、盐各适量。

做法：

1. 鸽子斩成小块，加生抽、蚝油腌 10 分钟。

2. 将红枣、香米和珍珠米洗净备用，一起煮粥。

3. 将乳鸽肉入油锅大火爆炒至变色，盛出备用。

4. 把鸽肉倒入煮开的米粥中，继续大火熬煮，并不时搅动锅底，以防黏锅，待米烂肉熟即可。

　　鸽子粥为南方常见的滋补粥品，鸽子又被称为"白凤"，肉味道鲜美，营养丰富。我国民间有"一鸽胜九鸡"的说法，中医认为，鸽肉易于消化，具有滋补益气、祛风解毒的功能，对病后体弱、血虚闭经、头晕神疲、记忆衰退有很好的补益治疗作用。

　　最重要的是，鸽子肉的脂肪含量仅 0.3%，低于其他肉类，蛋白含量为 24%，超过兔、牛、猪、羊、鸡、鸭、鹅和狗等肉类，所含蛋白质中有许多人体必需的氨基酸，且消化吸收率也很高，所以非常适合青少年食用。

　　不过，鸽子肉的营养价值高，但缺乏维生素 C、维生素 D 以及人体正常生命必需的碳水化合物，所以我们用香米和珍珠米搭配，以补充鸽肉的营养不足。

貼心小叮咛 ◄

　　鸽肉很腥，因此煮粥之前最好用生姜和料酒爆香。熬粥用的米，最好是用一半香米加一半珍珠粳米混合熬制，口感才更清香绵软。

孕　妇

酥蜜粥缓解腹胀便秘，贴心又滋养

便秘是孕期常见的烦恼之一，这是因为怀孕后体内激素分泌异常，胃肠蠕动减慢，越到妊娠晚期，便秘会越来越严重，导致孕妇腹痛、腹胀。

孕期便秘严重的话，会增加腹腔压力，对胎儿是很不利的，而且不能随便吃药，这时不妨试着用食疗解决。下面就介绍一款孕期缓解便秘的滋补粥。

酥蜜粥

原料：

酥油 30 克，蜂蜜 15 克，粳米 60 克。

做法：

先将粳米入锅，加适量水煮沸后加入酥油，直到米粒黏稠，出锅后晾到温热放入蜂蜜即可。

这道粥出自李时珍的《本草纲目》，《随息居饮食谱》给予酥蜜粥很高的评价："润燥充液，滋阴止渴。"酥油可滋养五脏，补益气血，润泽毛发。粳米健脾悦颜，润肺补虚。煮粥服食，香甜油润，又增加补益之力。

蜂蜜是酥蜜粥的一大主角，中医认为，蜂蜜性味甘、平，入肺、脾、大肠经，有补中益气、缓急止痛、润肺止咳、润肠通便、解毒疗疮之功。孕妇一般都会有燥热的症状，蜂蜜清热的效果非常好。《三国志》中有这样的记载："术既为雷薄等所拒，留住三日，欲得蜜浆，又无蜜。叹息良久，因顿伏床下，呕血斗馀而死。"意思是袁术遭遇敌人围攻惨败，逃出来后因为天气炎热要蜂蜜水喝，侍卫说没有蜂蜜，袁术叹息，吐血身亡。历史就是开了这样一个冷玩笑，袁术兵败急火攻心，如果有一杯蜂蜜水除去他的燥热，也许他就不会吐血身亡了。

这道酥蜜粥因为蜂蜜糖分高、酥油脂肪高，饮用过多容易导致妊娠糖尿病，所以一定要适量饮用，有便秘症状时，每天早上饮用半碗即可。

乌鸡粥，让孕妈妈不贫血

由于特殊的生理特点，女性成为最容易贫血的人群，而妊娠后胎儿快速发育，从母体吸收营养，更容易造成母体气血不足，这个时候就需要大补之物来补气养血，供养母体及胎儿。下面介绍一款补血行气的孕妇粥。

 乌鸡粥

原料：

乌鸡肉200克，糯米100克，葱3段，姜2片，盐、料酒各少许。

做法：

1. 将乌鸡肉切小块，焯去血水；糯米洗净，浸泡2小时。

2. 将乌鸡放入砂锅，加清水、葱、姜，大火煮沸后改小火煨煮至汤浓肉烂；加入糯米煮至粥成，加盐调味即可。

乌鸡又被称作乌骨鸡，浑身上下，甚至骨头、内脏都是乌黑的，历来被视为"药鸡"，最适合女性养气血之用。《本草纲目》中说它："甘平无毒，补虚劳羸弱，止消渴中恶，益产妇，治妇人崩中带下，虚损诸病。"现代医学研究表明，乌鸡内含丰富的黑色素、蛋白质、B族维生素，及多种氨基酸和微量元素，其中烟酸、维生素E、磷、铁、钾、钠的含量均高于普通鸡肉，胆固醇和脂肪含量却很低，是营养价值极高的滋补品。孕妇喝乌鸡汤可以滋阴清热、补肝益肾、预防贫血。

产后女性

红糖小米粥，促进身体恢复

女性产后会出现气血两虚的情况，要适当进补以促进身体恢复，这样才能更好地喂养宝宝。

但是要注意，产后不要立刻大补，以清淡营养为主，这个时候身体还没有恢复，就算大量进补也很难吸收，还容易长胖。下面介绍一款既能补养气血又可调理产后生理的经典粥。

红糖小米粥

原料：

小米 50 克，红枣 10 枚，红糖 10 克，花生碎、瓜子仁各少许。

做法：

1. 小米淘洗干净，用清水浸泡 30 分钟左右；红枣洗净，去核，红枣肉切碎备用。

2. 锅中注入适量清水，烧开后放入小米，转小火慢慢熬煮，待小米粒粒开花时放入红枣碎，搅拌均匀后继续煮，待红枣肉软烂后放入红糖、花生碎拌匀，再煮几分钟即可。

大多数人有这样一种误区，进补的食材越贵重越好，服用燕窝、鱼翅才叫滋补。其实这是错误的看法，食物分平、寒、凉、温、热五性，无论吃什么，最重要的是适合自己，而最适合生产女性的食材就是平常不起眼的小米粥。我国北方许多妇女在生育后，都有用红糖小米粥来调养身体的传统。

小米熬粥营养丰富，有"代参汤"之美。李时珍的《本草纲目》中记载："粟米气味咸，微寒无毒，主治养肾气，去脾胃中热。益气，陈者苦寒，治胃热消渴，利小便。"产妇生产完，身体虚弱，小米粥强大的益气功效能够帮助产妇恢复气血和体力。另外，小米含有丰富的维生素 B_1，能舒缓产妇的心情，缓解疲劳，预防抑郁症发生。

而和小米搭配的红糖，自古以来就是女性的养生佳品，民间有谚语："女子不可百日无糖。"这个糖就是红糖。红糖性温，有化瘀生津、散寒活血、暖胃健脾、缓解疼痛的功效，非常适合产妇食用，对产后恶露有很好的促排作用。

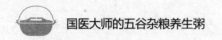

阿胶红枣粥，把亏虚的气血补回来

一些产妇生产后气虚，恶露不尽，身体机能恢复缓慢，这样的人可以喝一点儿阿胶红枣粥来养血止血。

 阿胶红枣粥

原料：

红枣10枚，阿胶10克，粳米100克。

做法：

1.将红枣、粳米淘洗干净，阿胶打成碎末。

2.锅内加入清水，放入红枣、粳米煮粥，待粥成后加入阿胶化开即可。

阿胶，因产自东阿而得名。沈括交代其来历："阿井水，性趋下，清且重。取井水煮胶，谓之阿胶。"阿胶和人参、鹿茸并称为滋补三大宝。它味甘、平，归肺、肝、肾经，有调脾胃、补气血的作用。

古方的阿胶要在炭火上熬七七四十九天，才能取得真胶。相传阿胶和慈禧太后还有一段渊源，慈禧生皇子后身体一直不好，后来得山东籍户部官员陈总妫进奉的阿胶补气血。此后常年服用，年至六旬时仍如妙龄女子。

阿胶最善补血，它的性味甘平，专入肺经养血，而中医讲肺朝百脉，参与了气血循环，阿胶补气入肺，而肺是血之上源，所以阿胶能收到补益气血的作用，清代著名的医学家称它为"血肉有情之品，滋补七经八脉之药"。女性生完孩子后气血亏损，喝阿胶粥，能够起到益气固精、养神止血的功效，对产妇康复、身体机能调理、催乳下奶都很有帮助，特别是冬天生孩子的产妇，服用阿胶效果尤佳。

贴心小叮咛

　　要注意的是，阿胶最好是选陈的。俗语说："人参要新、阿胶要陈。"新制的阿胶带着一些火毒，食用后会使人产生火气和肿毒，所以最好选用陈阿胶。

中年男女

白萝卜粥能清肠去火

　　中年男女，职场压力大，应酬多，觥筹交错、大鱼大肉之后，会出现口渴、牙疼、消化不良等症状，这个时候可以喝一碗白萝卜粥清理肠胃，清火解毒。

白萝卜粥

原料：

白萝卜 50 克，粳米 25 克，红糖 10 克。

做法：

1. 将白萝卜洗净切丁，粳米洗净。

2. 将粳米加适量水煮粥，待米粒煮软后加入白萝卜丁，大火煮沸，然后改用小火煮 15 分钟，加入红糖调味即可。

民间有句俗谚："鱼生火，肉生痰，萝卜白菜保平安。"这句话是非常有道理的，火在中医里有胃火的意思，痰是湿气的凝聚，而痰和火都是由于过多食用鱼肉之类的温热食物，导致了体内津液代谢旺盛，在身体上反映出来就是口渴、牙疼、牙龈肿烂、出血、消化不良、肥胖等症状。而白萝卜却是胃火和痰湿的克星，它性味寒凉，有强大的清热解毒效果，符合中医"中和"的治疗原则。

现代医学也证明，萝卜里含有非常丰富的纤维素，可以起到刺激肠胃蠕动、通便的作用。所以，我们平常多吃一些萝卜粥可以去火清胃，达到平衡体内寒热、保持身体平和的目的。

这款养胃白萝卜粥开胸顺气、健胃，不但适合中年男女，也适合小儿消化不良、腹胀等症。经常食用，有利于调节胃肠功能。

人参粥缓解疲劳，让你保持活力

人们总是有个误区，老人年老体衰需要进补，幼儿脾胃虚弱需要进补，其实中年人生活工作压力大，身体虚亏，更需要注重调养滋补。

下面就介绍一款适合中年男女进补的粥。

人参粥

原料：

人参5克，粳米100克，白糖少许。

做法：

1.将人参洗净，切成薄片，用冷水浸半小时，水煎取汁，共煎2次，合并煎煮液，分为2份。

2.粳米加水煮粥，待熟时调入1份人参药汁，再加入白糖煮一二沸即成。每日早晚各服1次。

《红楼梦》中多次提到人参，林黛玉配药要用人参，秦可卿月经不调每天要吃二钱人参，贾母所藏的人参都是指头粗细的，王夫人送整枝参给杨提督太太，王熙凤小产血崩后要用人参调经丸，里面的太太、小姐似乎都离不开人参，这是因为人参是养血行气的大补中药。中医认为，人参性味甘、微苦、温，入脾、肺经，有大补元气、补益脾肺、生津止渴、安神定志之功。现代医学研究表明，人参可提高机体抵抗力和免疫力，调节人体胆固醇代谢，抑制高胆固醇

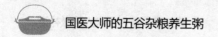

血症产生。并能增强心脏收缩力，兴奋人体中枢神经系统，刺激造血器官等。

而和人参搭配的粳米，有补中益气之功，《名医别录》言其"主益气，止烦，止泄"。两者煮粥服食，不仅起协同作用，而且还有助于人参在胃肠的消化吸收。

要注意的是，这款粥补气作用显著，所以服用后忌吃萝卜（含红萝卜、白萝卜和绿萝卜）和各种海味，也不要急着喝茶，以免使人参的补气功效受损。

桂枝汤：先喝汤再喝粥

中医认为，女性体质属阴，最怕的就是寒凉，寒和凉会让女性气血运行缓慢，还会造成毛孔粗大、脂肪堆积。既然寒凉有害，我们就要及时驱寒，驱寒的办法很多，最简单有效的莫过于喝桂枝汤。

 桂枝汤

原料：

桂枝9克，芍药9克，生姜9克，红枣3枚，甘草6克，热的稀粥1碗。

做法：

将上述药材熬制成汤，待温度合适后服用，服用后再喝热粥。

桂枝汤出自名门，东汉名医张仲景凝就毕生心血，留下了《伤寒杂病论》，开篇就是桂枝汤。

桂枝是肉桂树的干燥树枝，肉桂树在古代被称作"梫树"，似乎有一种侵略的力量，排除了其他风木之气，周围长不出其他杂木。入药后，桂枝在身体中慢慢发散开，能温通散寒，助发阳气。

生姜在古代被写作"羌"，也有驱寒发散之效，在中医里素有"人不可百日无姜"的说法，桂枝生姜配以解毒的甘草、养血的芍药，最能发汗驱寒。

对于女性来说，有饥饿、疲劳、精神紧张、受寒感冒、体质虚弱、妊娠呕吐、月经不调等症状时，都可以喝桂枝汤，喝完出汗，再美美地睡上一觉，醒来就会发现身上轻松了许多。

更年期女性

玫瑰花羊肝粥除烦解郁，安度更年期

更年期妇女在自然绝经前后由于生理改变，机体一时不能适应，就会出现一系列以自主神经功能失调为主的症状，称为更年期综合征。中医上多把它归属于"脏躁"范畴，认为要缓解更年期综合征，就应以滋补肝肾、疏肝理气、健脾安神为主，粥能养胃，再加入一些养肝补肾、疏肝理气的食材或中药，就是很不错的一种调理方式。

玫瑰花羊肝粥

原料：

干玫瑰花 15 克，鲜羊肝 200 克，粳米 100 克，葱花、姜末、蒜、油、盐各适量。

做法：

1. 锅中加少许油，烧热后加入葱、姜末炒香，然后加入羊肝煸炒。

2. 粳米洗净，加水煮粥，待粥将成时加入羊肝，继续用小火煮至粥成。

3. 加入玫瑰花瓣，再煮片刻，加盐调味即可。

这道粥从《饮膳正要》中的玫瑰花烤羊肝演化而来，女性在更年期的时候会出现肝气郁结的症状，可以食用这道粥来调理。

关于玫瑰花，《食物本草》中谓其："主利肺脾、益肝胆、食之芳香甘美。令人神爽。"在中药学中，玫瑰花被归结为理气药。肝脏主疏泄，肝气生发，疏泄正常，身体才会平和健康；肝气受到阻滞时，容易出现胸肋胀痛和急躁易怒等不良情绪，中医上称之为"肝气郁结"。玫瑰花性味甘、微苦、气香性温，最能柔缓肝脏、宣通窒滞。此外，羊肝也是很好的补肝食物，能帮助疏肝气，而且符合中医"以脏补脏"、同气相求的原则。

上汤益母草粥，更年期生理不紊乱

很多女性到了更年期，会发现自己的身体状况明显下降，皮肤变差，出现斑块，经期变得不准，时多时少，时有时无。这时候不妨喝点儿上汤益母草粥来调理。

 上汤益母草粥

原料：

益母草 50 克，猪瘦肉 50 克，鸡蛋 1 个，粳米 100 克，盐、花生油、酱油、胡椒粉各适量。

做法：

1. 猪瘦肉剁碎，加少量酱油、盐、胡椒粉腌制；益母草洗净切碎。

2. 将粳米洗净下锅，加水煮开，加入猪瘦肉快速搅拌，以免黏在一块。

3. 煮至粥成时，将鸡蛋打散沿着锅边倒入，加入益母草后关火。

4. 用粥的热度将鸡蛋、益母草烫熟，最后加盐调味即可。

粤菜中有上汤益母草，这里将其变为粥，功效相当，而且味道更加鲜美清香。

益母草可谓女性的好朋友，能益血养颜。相传它的名字来自唐朝大将程咬金。程咬金的母亲生他的时候落下了产后疼痛的毛病，程咬金长大后为母亲求医问药，有人告诉他煎一种草能治，他便采煎奉母，病果然好了。于是他就给此草取名为益母草。

当然这个故事还有不同的版本、不同的主人公，故事虽都有些传奇，但对益母草的功效却没有夸大。我们靠气血运行而维持生命，血充足，人的脸色就会红润，精神饱满。气能行血，气行则血行，气凝则血凝。女性到了更年期，身体感觉到疼痛、心情烦闷、脸上长斑块、经期不准，这都是血瘀、气瘀在作怪，瘀就是不通，这就是中医说的"痛则不通，通则不痛"的理论。益母草味辛，性苦，比较擅长"通"和"破"，就像挖开洪水淤泥的工具一样，能理气活血，破除淤积。

这道粥同样适合月经将至的普通女性调理身体，如果到了湿气重的长夏季节，可以把粳米换成薏米，清热祛湿效果很好。

老年人

猪骨粥补肾气，预防骨质疏松

进入老年后，人体的各器官生理功能发生变化，老年人的营养和饮食要求也发生了改变，所以必须摄取足够的营养素，才能维持机体的正常运行。

不过，老年人营养的摄入和青壮年有很大的不同，要格外注意摄入数量和质量。人到老年，一个明显的特点是身子骨变差了，钙质流失或者补充不及时，就会骨质疏松，出现驼背的现象；肾气亏虚也会影响骨骼的健康，所以补养首先要从补肾强骨做起。

 猪骨粥

原料：

猪脊骨 300 克，粳米 100 克，姜丝、葱末、盐各适量。

做法：

1. 猪脊骨洗干净，加盐、姜丝、料酒拌匀，置于冰箱内腌制 20 分钟。

2. 粳米洗净沥水，加入食用油拌匀放置 1 个小时，然后加入适量清水煮粥。

3. 待粥煮沸后加入猪脊骨、姜丝，煮至米烂肉熟即成。

猪骨味甘，咸，入脾、胃经，能补脾气、润肠胃、丰骨肉、润皮肤，养血健骨。《随息居饮食谱》直接将猪骨定位为"补髓养阴，宜为衰老之馔"。打一个比方，人的身体相当于一部大型机器，而脏器相当于部件，骨骼就相当于机器的轴承，如果缺乏养护，部件和轴承就会出现故障，所以我们的进补方向应该调整为修理、养护机器。营养丰富、味道绝美的猪骨就承担了这一任务，所以老年人可以常吃。

有人吃不惯猪骨的油腻，可以用羊骨进补，效果也不错，但是相比于猪骨，羊骨性甘、温，有热症之人最好不要食用。

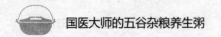

莲子粥，安神助眠还能防痴呆

人到老年，很容易气血双亏，脾胃不足，这个时候可以喝一点儿莲子粥，对身体很有好处。

 ## 莲子粥

原料：

糯米 60 克，桂圆肉 10 克，去心莲子 20 克，红枣 6 枚。

做法：

1. 将莲子洗净，红枣去核，糯米洗净浸泡 2 小时以上。
2. 将莲子与糯米加适量水，小火煮 40 分钟，然后加入桂圆肉、红枣再煮 15 分钟，加适量冰糖煮化，搅匀即可。

莲子能平补心脾、下交肾水、安神宁志。我们在古装剧中经常看到，妃子动辄为熬心血的皇帝做一碗莲子羹，就是取莲子其安神、补肾脾的功效。药理研究证实，莲子有镇静、强心、抗衰老、抗肿瘤的作用，其中含有丰富的钙、磷和钾，除可以养护骨骼的牙齿外，还有促进凝血，使某些酶活化，维持神经传导性，镇静，维持肌肉伸缩性和心跳节律等作用。

粥里莲子清热，桂圆滋阴，红枣、糯米养血，搭配在一起健脾补气效果极佳。难能可贵的是，一般的补益药或多或少有一些禁忌，莲子却不同，它极其平和，一般人都可以食用，中老年人、体虚、失眠、食欲缺乏及癌症患者更宜。

第四章

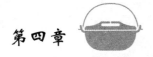

喝出平衡体质的养生粥

　　人体的构造虽然相同，但体质却是各不相同的，对外界环境的反应也各异，中医将人的体质分为九种。治病讲究对症下药，不同体质的人，在调养上也要做到因人而异，辨体质而养，这样才能及时让偏颇的体质回归平衡。

气虚体质

平时我们经常看到有些人精神状况很差，动不动就觉得很累很疲乏，身体抵抗力也不好，容易感冒，这类人实际上就是气虚。

俗话说"人活一口气"。你身体里"气"不足，就会形成气虚，尤其是那些大病久病、过度用脑和重体力劳动者，最容易形成气虚体质。气虚的时间长了，就容易发生肥胖症、内脏下垂等疾病。

可能有人会问，我怎么知道自己的体质是否气虚呢？有没有判断的标准？这个并不难，以下是气虚体质的典型特点，大家对照一下：

1. 平时说话声音低弱，气短懒言。

2. 容易疲乏，精神不振。

3. 冬天怕冷，夏天怕热，适应性差。

4. 容易出汗。大便易稀塘，小便颜色清且量多。

5. 抵抗力差，易患感冒，患病后不容易恢复。

6. 舌淡红，舌边有齿痕，脉弱。

中医认为，气虚者身体几乎都属寒性，肠胃发寒，导致消化功能低下。所以气虚者在食疗方面应该暖身健胃，提高肠胃的消化功能，减少肠胃负担，宜多吃具有益气健脾的食物，如山药、小米、甘薯、芡实、黄豆、白扁豆、香菇、胡萝卜、莲藕、牛肉、鸡肉、鹌鹑蛋、红枣、葡萄干、桂圆、蜂蜜、泥鳅、鳝鱼、黄鱼等。

对于易腹泻、便溏者，可加热食用土豆等蔬菜，在补气方面具有立竿见影的效果。而对于易疲劳、易感冒的气虚者来说，在日常饮食中多吃些牛肉、鸡肉、虾等补气食物，也能起到很好的调理作用。

下面就给大家推荐几款比较适合气虚体质者食用的粥，经常喝可暖身健胃，补益中气。

 山药粥

原料：

鲜山药120克，小麦面粉30克，葱末、姜末、红糖各适量。

做法：

1. 将鲜山药去皮，洗净，切成薄片，再捣为糊状。

2. 锅中放入适量水煮沸，边搅边放入山药糊。

3. 煮沸后再放入小麦面粉调匀，之后再放入葱末、姜末及红糖等，煮成粥糊即可。

山药具有补益脾胃、益肺补肾之功，适用于脾胃虚弱、食少便溏、腹泻带下、肺虚久咳、肾虚遗精等症。《本草纲目》言其"益肾气，健脾胃，止泻痢，化痰涎，润皮毛"。山药补而不滞、不热不燥，能补脾气而益胃阴，是培补脾胃之气而且性质平和的食物。

山药粥适用于心气不足、心悸怔忡、自汗盗汗、脾胃虚弱、虚劳消渴、食欲缺乏、消化不良、腹泻久痢、男子遗精早泄、女子带下的人群。另外，若能经常食用山药粥，还能延缓细胞衰老，延年益寿、美容养颜。

山药粥应温热服食，由于性质平和，常年均可食用。除了将山药做成粥外，也可以将其磨成粉，取适量放入杯中，倒入热水或牛奶冲泡饮用，根据个人喜好加入蜂蜜、杏仁也行，可降血脂、调理肠胃，还可减少皮下脂肪堆积，并能防止结缔组织的萎缩。

鸡汁粥

原料：

乌鸡1只，粳米100克，葱花、姜末、盐、胡椒各适量。

做法：

1. 将乌鸡处理干净，切块，焯水后冲洗干净。

2. 将鸡块重新入锅加水煮熟后，取鸡汤与粳米煮粥。

3. 等粥熟时调入葱花、姜末、盐，再煮一二沸即成。

鸡肉可一同食用。

乌鸡肉味甘，性温，入脾、胃经，有健脾益气、生精填髓之功。《本草纲目》言其"补虚劳羸瘦，治一切虚损诸病"。而现代医学研究表明，鸡肉不仅含有丰富的蛋白质，还含有丰富的钙、磷、铁等矿物质及多种维生素，但脂肪含量较低，因此是产妇、年老体弱、病后恢复期患者的佳肴。

乌鸡肉与粳米煮粥服食，相得益彰。正如《本草纲目》中所言："鸡汁粥，治劳损。"其对一切虚损性疾病均有效。所以，这道粥具有补中益气、补精生髓的功效，适用于脾胃虚弱所致的饮食减少、食欲缺乏、身体瘦弱、腰膝酸软、头昏眼花等。

中医用乌鸡治病，颇有讲究，一般认为，公鸡、母鸡药效略有不同。公鸡性属阳，善补虚弱，用于青壮年男性患者为宜。母鸡性属阴，老年人、产妇及体弱多病者，若滋补以母鸡为宜。入药则以乌鸡为宜。

红枣粥

原料：

红枣 10 枚，糯米 100 克，红糖适量。

做法：

1.将糯米和红枣淘洗干净，用水浸泡 30 分钟。

2.锅中放入足量的水烧开，将泡好的糯米滤去水，倒入开水中，然后再放入红枣，用勺子搅动，避免米粒黏在锅底。

3.煮沸后转小火，加盖留小缝，熬 30 分钟，然后开盖，用勺子搅动，再煮 10 分钟左右，盛出，加适量红糖搅匀趁热食用。

中医认为，红枣具有健脾益胃、补气养血、养血安神、缓和药性等功效。现代医学研究表明，红枣营养丰富，含有蛋白质、脂肪、糖类、有机酸、维生素 A、维生素 C、多种氨基酸等。而糯米富含 B 族维生素，能温暖脾胃，补益中气，对脾胃虚寒、食欲不佳、腹胀、腹泻有一定缓解作用，是一种温和的滋补品。

红枣和糯米搭配熬成粥，可以有效地养胃补虚，治疗脾胃气虚所致的胃脘隐痛等症。

熬红枣粥的时候，应该将材料事先用清水浸泡，开水下锅，这样可避免米粒黏在锅底，并且熬出的粥米粒饱满黏稠。在粥快熬好时，应该用勺子搅动，使米和水充分融合。

阳虚体质

阳虚，就是人体脏腑功能失调时出现的体内阳气不足、阳虚生里寒的表现。阳虚体质者具有以下特征：

1. 畏寒怕冷，四肢不温。这是阳虚最主要的症状，阳气犹如自然界的太阳，阳气不足，则内环境就会处于一种"寒冷"状态。甚至有些人大夏天的还怕冷，电扇、空调就更不敢吹了，这就是极度阳虚的表现。

2. 完谷不化，即大便中夹杂未消化食物。因为当阳气不足时，进入胃中的食物也就无法很好地"腐熟"（消化），而直接从肠道排出。

3. 精神不振。阳气不足，细胞的生命活动衰退，所以表现为萎靡懒动。

4. 舌淡而胖，或有齿痕。体内水分的消耗与代谢，取决于阳气的蒸腾作用。如果阳气衰微，对水液蒸腾消耗不足，则多余水分蓄积体内，导致舌体胖大。舌体胖大，受牙齿挤压而出现齿痕。

阳虚体质的人，可以多吃温性的食物，如猪肝、瘦肉、奶制品、豆类、乌鸡、桂圆等，这些食物能够补五脏、添髓、强壮体质。还可以吃一些味咸的食物，如栗子、猪肉、猪腰、虾、墨鱼等，味咸食物走肾，有助于温补肾阳。

性寒的食物千万不要多吃，即使在盛夏也不要过食寒凉之品，如田螺、螃蟹、西瓜、黄瓜、苦瓜、冬瓜、芹菜、绿豆、绿茶、冷冻饮料等。

粥质地温润，有很好的暖身作用，再加上具有温肾补阳作用的食材或中药，经常喝可温补肾阳、补益中气。

猪血菠菜粥

原料：

猪血100克，粳米100克，鲜菠菜50克，葱花、姜丝各适量。

做法：

1. 将猪血放入沸水中稍煮，捞出来切成小块。

2. 将菠菜洗后放入沸水中，略烫数分钟，切碎。

3. 粳米洗净加水煮粥，待粥将成时下入猪血块、菠菜，再煮10钟，放葱花、姜丝略煮即可。

菠菜具有补血止血、利五脏、通血脉、滋阴平肝的功效；猪血，据《本草纲目》记载，味咸，性温，主治生血、瘅气、中风、跌打损伤、骨折及头痛眩晕，有解毒清肠、补血美容的功效。温能去寒，对阳虚体质再合适不过。

手脚怕冷的人，一碗粥喝下去，怕冷的症状很快就会得到改善。

桂圆猪肾粥

原料：

桂圆肉40克，猪肾半个，粳米100克，姜、油、盐各少许。

做法：

1. 将猪肾焯水后捞出，切丁；桂圆肉洗净。

2. 粳米洗净，加水用大火煮沸后改小火，加入猪肾、姜丝煮30分钟，加油盐调味即可。

民间有"北人参南桂圆"之说，桂圆营养非常丰富，它味甘性温，入心、肾、脾经，有补心脾、益气血、健脾胃、治体虚的功效。《神农本草经》特别推崇桂圆，谓其："主五脏邪气，安志、厌食，久服强魂魄，聪明。"它既能补气又能补血，对于阳虚体质者很合适。

猪肾就是我们平常所说的猪腰子，也是很好的滋补品，性甘味平，有补肾疗虚、生津止渴的功效。在中医里，很多治疗肾虚的名医名方中都用猪肾煮汤煎药，起到药引子的作用。

但要注意的是，桂圆的甘温而润会导致"滞气"，所以容易上火、咳嗽的人不适合服用。

 ## 栗子粥

原料：

粳米100克，栗子12个，糖桂花适量。

做法：

1.栗子去壳、去皮，煮熟后切成丁。

2.粳米淘洗干净，下锅加适量清水，大火煮开后转小火煮30分钟。

3.加入栗子继续煮至米烂粥稠，加入糖桂花调味即可。

栗子粥属于上海本帮菜，最讲究精细的做法是取北方小板栗，熬出来的米粒入口即化，栗子酥烂香糯，没有牙的老太太也能咬得动，调味的糖桂花一定得用当年新做出来的，因为陈桂花味道已经发散。当然，我们自己做这道粥也不必太精益求精，保证食材新鲜，粥烂可口即可。

阳虚是因为阳气不足，所以阳虚体质的人需要激发阳气，而人体的阳气来源于肾，所以要多吃益肾养精的食物。粥里的板栗被称为"肾之果"，味甘性温，入肾、脾、胃三经，功能补肾强骨、补脾益胃，既可以当粮食，又可以入药，是一种很好的补肾益阳的食物。相传苏东坡晚年阳气渐衰，畏冷腰痛，郎中让他多食板栗，自觉症状见轻后写下："老去自添腰脚病，山瓮服栗传旧方。客来为说晨兴晚，三咽徐收白玉浆。"

从现代医学研究来看，栗子含有丰富的不饱和脂肪酸、多种维生素以及矿物质，确实有预防和治疗多种疾病的作用。

栗子有南北之分，北方栗子个头小，性偏温，补肾功能较强。南方栗子个头大，性平，健脾益胃功能较强。所以对阳虚体质的人，选择食材时一定要辨认好栗子产地及药性。

不过栗子难以消化，多食容易产生"滞气"，如果是生食，每天十几个足矣。这道粥以行气补益的粳米中和了栗子的滞性。

阴虚体质

中医讲究阴阳平衡，阴是指体内的体液，包括血液、唾液、泪水、精液、内分泌及油脂分泌等；阳则指身体的机能。阴虚体质，就是以体内阴液亏少、易生内热为主要特征的体质状态。

中医认为，阴虚体质多因久病伤身、房事频繁、过多食用温热香燥之物等造成的。其表现如下：

1. 阴虚体质的典型表现就是易"上火"，即身体缺水，以致眼干、鼻干、口干、皮肤粗糙、头发干枯等。

2. 因为"上火"，所以会表现为性情急躁，心烦易怒，情绪易波动。

3. 容易失眠多梦、头晕眼花、腰膝酸软，小便次多量少、心跳偏快、夜间盗汗、手足心发热、耳鸣等。

阴虚体质者可以多吃一些甘寒清润的食物，如新鲜的蔬菜、水果等，因为它们含有大量的维生素、纤维素，能够迅速补充水分来"灭火"。除此之外，鸭肉、猪皮、鸡蛋、牛奶、甲鱼、龟肉、干贝、蚌肉、燕窝等，也有滋阴的功效，最难能可贵的是一般肉类都有几分"燥气"，但以上举例的肉食既能益气养阴，又不会给身体增加"燥热"的负担。

阴虚者本身有内热，所以不可食用温热的食物，如狗肉、羊肉、海马、炒花生、炒黄豆、炒瓜子、爆米花、蒜、韭、芥菜、辣椒、薤白、胡椒、砂仁、白豆蔻等，有些水果，比如荔枝、桂圆、佛手柑、杨梅、榴莲等也属温热性质，不可多食。

燕窝粥

原料:

燕窝3克,冰糖15克,粳米50克。

做法:

1.把燕窝洗净,放入干净容器中,倒入100毫升水泡发,直到通透。

2.将泡发的燕窝放到过滤网里冲洗,如有细小绒毛,用镊子挑出,然后沿着纹理撕成条状。

3.粳米入锅,加适量水,大火煮开后转小火煮至米粒黏稠,加入燕窝,小火煮30分钟即可。期间需不断搅拌,防止黏底,可根据自己的喜好加入冰糖调味。

这道粥出自《红楼梦》,林黛玉体弱多病,宝钗来看望她,看药方说人参肉桂太多了,虽说益气补神,也不宜太热,应以平肝养胃为要,于是她说:"每日早起,拿上等燕窝一两,冰糖五钱,用银吊子熬出粥来,要吃惯了,比药还强,最是滋阴补气的。"这比药还强的燕窝,是雨燕科鸟类金丝燕用唾液筑结的,性味甘平,入肺、胃、肾三经,能养阴润燥,益气补中。

很多医学文献里都记载燕窝止咳的功效。纵观《红楼梦》的描述,林黛玉肺病偏阴虚,燕窝粥正好能养阴润燥,化痰止咳,又是药中至平至美者,常吃也无毒副作用,故很适合林黛玉一类的阴虚体质者食用。

吃燕窝粥是有讲究的,应当少食多餐,保持定期进食,干燕窝每次3~5克,宝钗说的燕窝一两指的是泡发后的燕窝。每天或隔天一次就行。燕窝配食讲究

"以清配清，以柔配柔"，食用燕窝期间少吃辛辣油腻食物，尤其是不能用鸡肉、猪肉配煮燕窝，这种吃法被清代袁枚嘲笑为"乞儿卖富，反露穷相"。此外，感冒期间不要食用燕窝。

百合玉竹粥

原料：

百合、玉竹各20克，粳米100克。

做法：

1. 百合洗净，撕成瓣状；玉竹洗净，切成4厘米长的段。

2. 粳米淘洗干净，用冷水浸泡半小时，捞出，沥干水分。

3. 把粳米放入锅内，加入约1000毫升冷水，用大火煮沸后改用小火煮约45分钟，加百合、玉竹再煮10分钟。

4. 加入白糖搅匀，再稍焖片刻即可。

百合、玉竹都含有一种黏液质，这种黏液质非常滋润，在中医中属于上好的"阴液"，对阴虚体质有非常好的滋润效果。百合是植物百合的鳞茎，入药有滋阴润燥、清心安神的功效，入粥最好选用鲜品。干品没有鲜品滋润效果好。

玉竹味甘性平，入肺、胃经，可养阴润燥、除烦止渴，改善小便频数。玉竹在《神农本草经》中被列为上品，谓其"主中风暴热，不能动摇，强筋结肉。久服去面黑，好颜色，润泽，轻身不老"，搭配百合功效更强。

古代女子用百合玉竹煮粥作为美容的佳品。无独有偶，在中医盛行的韩国也喜欢用玉竹煮水，解除烦渴，强健身体。百合玉竹熬粥早晨喝，非常适合津液不足、口渴喜饮的阴虚体质者。

枸杞粥

原料：

枸杞子 15 克，粳米 50 克。

做法：

1.枸杞子、粳米分别洗净。

2.将粳米放入锅内，加水 500 毫升，用煮沸后改小火

煮粥，待粥将成时，加入枸杞子略煮片刻即成。

枸杞粥简单易做，适合滋补肝肾和由阴虚导致的头晕目眩、视力减退、腰膝酸软等症。

中医认为，枸杞子味甘，性平偏温，被列为中药里的上品，入肝、肾经，能滋补肝肾，养精明目，有中药"红宝石"之称。早在两千多年前，古人就知道枸杞子的妙用，《诗经·小雅》里就有"陟彼北山，言采其杞"。翻译过来就是登北山采枸杞啊采枸杞。

宋朝的《太平圣惠方》记载这样一个故事：

　　某使者出使，遇一妙龄女子追打一老人，老者连忙躲闪。使者拦住问她："此老何人？"女子答："我孙。"使者惊问缘由。那女子说："家有良药，他不肯服，才变得如此老态。"使者问什么良药，答："一年四季都吃枸杞子。"

故事可能有夸大的成分，但枸杞子所具有的滋阴补肾、延缓衰老的效果是毋庸置疑的。

> **贴心小叮咛**
>
> 需要注意的是，枸杞性平偏温，故外感、阴虚内热、内有实热者不宜服用；青壮年人体质壮实者，宜少用。此外枸杞子味道甘甜，很多人喜欢干嚼，当零食服用，这种服用方法很容易上火。建议将枸杞泡茶或煮粥服用，每天10~15克。服用期间忌食辛辣上火食物。

血瘀体质

如果一个人皮肤暗淡，身上容易出现紫斑，有局部疼痛的症状，如偏头痛、关节痛等，性格还容易烦闷。那么，这个人可能是血瘀体质。

血瘀体质，简单地说就是体内血液流动不畅。血是滋养皮肤的，气血充足、流畅的人皮肤光洁细腻，而血瘀体质的人皮肤多暗淡，容易干燥无光。因为血堵塞在局部，会造成局部皮肤颜色变深、口唇暗淡等症状。血循行全身，能给人体提供热量，所以血瘀者容易怕冷。"不通则痛"，血瘀体质的人还容易有各种疼痛类型的疾病，如头痛、关节痛、痛经等。

"血遇温则行，遇凉则停"，温度低会加重血瘀的症状，所以血瘀体质的人到了秋冬季节，一定要重视保暖，天气一凉就要增加衣服。出现疼痛的部位，可以采用热敷的办法缓解。

饮食方面，应当适当食用具有活血化瘀功效的食物，如黑豆、黄豆、山楂、香菇、茄子、油菜、羊血、杧果、番木瓜、红糖等，此外，黄酒、葡萄酒、白酒等对活血化瘀很有帮助，可以根据情况适当饮用。

川芎黑豆粥

原料：

黑豆 30 克，川芎 10 克，粳米 50 克，红糖适量。

做法：

1.把川芎放入砂锅中，加入适量清水煎煮 15 分钟，滤渣取汁。

2.黑豆洗净浸泡 4 小时以上，然后放入锅中，倒入川芎煎煮液，加入粳米和适量水，煮开后转小火熬煮成粥，加入红糖调味即可。

血瘀体质的人，很容易长斑。因为血脉不畅通，容易使瘀血凝滞于经脉或器官之中，出现发暗、发青、疼痛、干燥、瘙痒、肿块等问题。这个时候可以用黑豆川芎粥来活血化瘀。

川芎是植物川芎的根茎，辛散温通，有活血行气、祛风止痛的功效，主要用于调血调经，治疗跌打肿痛。相传孙思邈曾用仙鹤衔来的草药治疗疾病，这种草药就是川芎。它独有的辛香能走窜而行气，有点儿急先锋的意思，活血祛瘀，帮助行血。黑豆性平味甘，有补肾美颜的作用。此粥药食搭配，疏通气血、祛瘀消斑效果极好，尤其适合血瘀体质的女性食用。不过，女性月经期间不宜食用此粥，因为川芎活血行气作用较强，月经期间服用，容易造成月经量增多，或久久不尽。

四物粥

原料：

当归 10 克，川芎 8 克，白芍 10 克，熟地 12 克，粳米 100 克，红糖适量。

做法：

先将前 4 味药加水煎煮，去渣取汁，再加入粳米及适量水煮成稀粥，加红糖调味即成。

气血对于女性来说是非常重要的，女人在一生中经、孕、产、乳等生理过程，都和气血息息相关，中医早就说过，女人以养血为本，如果出现血瘀，一定要认真调理。

这道粥从四物汤演化而来，四物汤在中医临床应用上已有千年历史，被誉为"一切血症的总方"。川芎辛温香燥，走而不守，能助行血，熟地味甘性温，入肝经，以补血为主，有助于肝脏造血功能，具有养血滋阴、乌黑须发、润泽肌肤的功效；当归更是补血调经的圣药，性温，味辛，归肝脾经，最善补血活血、润燥滑肠，还有助于润泽肌肤、容颜红润；而芍药能够养血柔肝。

服用四物粥调理血瘀体质，不但可以减轻瘀痛，而且可以使人的生理机能和皮肤持续良好的状态，不易变老，即使到了一定年纪容颜依旧白皙细嫩。

四物粥主要功效是破瘀养血，它的喝法很重要，女性在月经完全结束后，喝上 3 天最好。也可以加入鸡肉、排骨一起炖煮。四物粥并不是女性的专属饮品，有血瘀血虚症状的男性，也一样可以用它调理身体。

国医大师的五谷杂粮养生粥

阿胶田七粥

原料：

阿胶 20 克，田七粉 3 克，肉桂 2 克，小茴香 6 克，粳米 100 克。

做法：

1. 将阿胶敲碎，研成细粉粒状，田七磨粉。

2. 将肉桂、茴香拣去杂质，放入砂锅中加水煎 30 分钟，滤取药汁备用。

3. 将粳米洗净，放入砂锅中煮成粥，调入阿胶、田七和肉桂茴香汁搅匀，继续煮到阿胶融化即可。

这道粥品甜中有苦，苦中略带辛味，味道奇特。

田七也叫三七，属于中国特有的名贵药材，上好的 20 头三七每克的价钱甚至和银价相同，它也是我国最早的药食同源植物之一，以根入药，具有散瘀止血、消肿止痛的功效。在清代药学《本草纲目拾遗》中记载："人参补气第一，三七补血第一，故称人参三七，为中药中之最珍贵者。"扬名中外的云南白药和片仔癀就是以三七为主要原料制成的。它是专门止血化瘀的药材，消肿止痛、祛瘀效果非常好，甚至可以说能治疗一切血病。

这道粥，用三七破瘀，同时用阿胶来进行滋补，协调作战，一破一补，相得益彰。

贴心小叮咛

血瘀患者食粥，滚热最好。因为"血遇温则行，遇凉则停"，入口的食物冰冷会加重血瘀的症状。另外要注意，当身体突然出现疼痛、瘀血、胸闷等情况时，应当立刻到医院检查，不要随便判断自己属于血瘀体质，以免贻误病情。

痰湿体质

痰湿体质是目前比较常见的一种体质类型，当人体脏腑、阴阳失调，气血津液运化失调，易形成痰湿时，便可以认为是痰湿体质，多见于肥胖的人。

痰湿体质者体形大多肥胖，身重容易疲倦，喜食肥甘厚味的食物，并且食量大。

痰湿很大程度上是吃出来的，所以饮食调理非常重要。食疗上首重戒除肥甘厚味，戒酒，且最忌暴饮暴食和进食速度过快。应常吃味淡性温平的食品，多吃些蔬菜、水果，尤其是一些具有健脾利湿、化痰祛痰的食物，更应多食。

适宜痰湿体质者食用的食物有芥菜、韭菜、大头菜、香椿、辣椒、大蒜、葱、生姜、冬瓜、白萝卜、荸荠、紫菜、洋葱、枇杷、白果、红枣、扁豆、红小豆、蚕豆、卷心菜、山药、薏米等。应限制盐的摄入，不宜多吃肥甘油腻、酸涩食品，否则痰湿难以排出。

陈皮粥

原料：

陈皮10克，粳米100克。

做法：

1.将陈皮洗净，切丝，水煎取汁。

2.粳米洗净，加水煮粥，粥将成时加入陈皮汁略煮即可。

这道陈皮粥虽然只用了陈皮，但功效不可小觑。这道粥出自清朝营养学著作《饮食辨录》，非常适合痰湿体质来调理。

陈皮就是水果橘子的皮，我国现存最早，成书于东汉的医药经典著作《神农本草经》中记载："陈皮主胸中瘕热逆气、利水谷。久服，去臭、下气、通神。"在唐代，陈皮还能登上大雅之堂，作为藩属向君主进献的贡品。

有趣的是一般的药材越新鲜药性越好，而陈皮却相反，干燥后陈放时间越长越好，所以有千年人参、百年陈皮的说法，当然，前提是别发霉。它的主要作用是行脾胃之气。脾胃有湿浊，气血瘀滞、运化功能不强的人，用陈皮就能温化湿浊、调理脾胃。

贴心小叮咛

陈皮粥的主要功效就是去痰湿，但是陈皮具有一定的燥湿作用，如果有胃火、气虚或者是燥咳的患者最好不要过多服用，避免病情进一步加重。

砂仁粥

原料：

砂仁末 3 克，粳米 50 克。

做法：

将粳米淘洗后，放入小锅内，加水适量，如常法煮粥，

待粥将熟时，调入砂仁末，稍煮即可。

这道砂仁粥非常简单，砂仁也是正宗的化湿药，入药芳香通散，最适合化湿理气。

相传很久以前，在广东阳春发生瘟疫，方圆数里的耕牛都病死了，唯独一个村落的耕牛头头强健力壮。当地的郎中发现耕牛每天都在吃一种散发浓郁芳香的果实，大家摘了果实尝了尝，一股香甜酸苦辣的气味冲入脾胃，非常畅快，所以就把它带回村中。一些受了湿寒的人吃了，没过多久就好了，这就是发现砂仁功效的由来。

拿砂仁粥代饭食，能健脾开胃、祛湿化痰，还有减肥的功效，最适合形体肥胖的人。

这道砂仁粥的功效远不止此，如果出现老百姓俗话"打嗝"（中医称之为"呃逆"）的情况，也可以喝上一碗。它还可以当作安胎的滋补粥品，一些妊娠女性呕吐、胎动强烈，喝砂仁粥能宽中降逆，缓解呕吐和胎动不安。

赤小豆鲤鱼粥

原料：

粳米150克，赤小豆100克，鲤鱼500克，陈皮3克，料酒、葱段、姜片、蒜、盐、油各适量。

做法：

1.将赤小豆、粳米淘洗干净，用冷水浸泡充分后捞出沥干；陈皮用温水浸软，洗净。

2.鲤鱼去鳃、内脏，不去鳞，冲洗干净。

3.炒锅上火，放入油烧热，下葱段、姜片煸炒至香，加入冷水、赤小豆、鲤鱼、陈皮，煮沸后改用小火煨煮至鲤鱼熟烂。

4.捞出鲤鱼，再加入粳米，续煮至粥成；剔出鱼肉再放粥内，加盐调味即可。

痰湿体质的人多胖、水肿，这道粥极适合消痰去水肿。

粥里的赤小豆，外形与红豆相似而稍微细长。一年生草本植物，赤小豆主要用于中药材，常与红豆混用，具备利水消肿、解毒排脓等功效。而鲤鱼味甘、性平，入脾、肾、肺经。有补脾健胃、利水消肿、通乳、清热解毒、止嗽下气，对各种水肿、腹胀皆有益。用赤小豆、鲤鱼和粳米煮粥，不但利水消肿，而且可以健脾胃。这道粥也适合水肿的孕妇食用。

湿热体质

生活中有一类人，总是肤色偏黄、皮肤油光、口苦口臭，而且喜食肥甘油腻的食物，大便要么燥结，要么黏滞不爽还臭秽难闻。这类人多半就属于湿热体质。

湿热体质的人还有以下体征：

1. 形体偏胖或消瘦。

2. 多有痤疮粉刺、眼睛红赤、心烦懈怠、身重困倦、小便赤短。

3. 男性多有阴囊潮湿，女性常有带下增多。

4. 舌质偏红苔黄腻。

5. 性情急躁、容易发怒。

中医认为，湿热体质多由先天禀赋、嗜烟嗜酒、滋补不当、情志抑郁等造成。夏季降雨丰富，空气湿气大，再加上高温，使人觉得又闷又热，就像在蒸笼里一样，这样的天气被称为"桑拿天"。湿热体质的人体内就像"桑拿天"一样，内环境不清洁，又湿又热。

因为湿热有黏腻的特性，所以总会在体内"作乱"，于是上述症状就会不断。

跟痰湿一样，湿热体质的人很大一部分也是吃出来的。所以饮食方面也要格外注意。不可暴饮暴食，尤其不可多饮高糖饮料，少食性热生湿、肥甘厚腻的食物，如烟酒、辣椒、菠萝、橘子、甲鱼、海参等。

薏苡仁、冬瓜、绿豆、苦瓜、丝瓜、黄瓜、西瓜、芹菜、莴笋、莲藕、绿豆芽、赤小豆、豆腐、萝卜、鲫鱼、鲤鱼、鸭肉等清淡、祛湿的食物可以常食。

瘦肉冬瓜粥

原料：

冬瓜 300 克，粳米 180 克，瘦猪肉 100 克，水淀粉、盐、香油、葱花各少许。

做法：

1. 猪肉洗净，剁成蓉，加盐、水淀粉拌匀；冬瓜削皮，洗净，切片。

2. 粳米淘净入锅，加适量水煮约 25 分钟，放猪肉蓉、冬瓜片，再煮 10 分钟，待粥液浓稠后盛出，淋上香油，撒上葱花即可。

湿热体质恐怕是所有体质中最难调理的，这种体质的人多胖人，胖得莫名其妙，皮肤暗沉，没有光泽，无论搽多少化妆品都没有效果。有老中医形象地比喻"千寒易除，一湿难去"，这种体质的人身体内部又湿又热，就好像蒸笼一样。这个时候喝一点儿冬瓜粥，对祛湿清热非常有好处。

冬瓜，性凉微寒，入肺、膀胱经，《本草纲目》中记载冬瓜："令人好颜色，益气不饥，久服轻身耐老。"有人会问，冬瓜的功效和湿热有什么关系啊？陶弘景给出了答案："性冷利"，湿热黏腻，冷能去热，利能除湿。

现代研究还发现，冬瓜中含有丰富的维生素 C，对肌肤的胶原蛋白和弹力纤维都具有很好的滋润效果。经常食用可使肌肤柔润、白嫩，并能有效预防皱纹。搭配补脾健胃的瘦肉熬成粥，味道鲜香，祛湿补脾效果极好。

山药茯苓粥

原料：

怀山药（干）30克，茯苓30克，粳米100克。

做法：

1.将怀山药、茯苓洗净，晒干或烘干，共研为细末备用。

2.粳米淘净后，放入砂锅，加水适量，用大火煮沸，缓缓调入山药、茯苓粉，改用小火煮至粥黏稠即可。

这道粥，古人认为"大概神仙都喝得"，由此可见它的滋补效果。

粥的重点在于茯苓上，茯苓性甘、淡、平，归心、脾、肾经，能利水渗湿、健脾宁心。《神农本草经》将它列为"上品"，称其"久服安魂养神，不饥延年"。南朝医学家陶弘景辞官隐退后，梁武帝即令"每月赐茯苓五斤，白蜜二斤，以供服饵"，可见当时茯苓被视为延寿珍品。

我们总是说脾主运化，脾最怕的就是湿热，运化功能下降，身体的气血运行也随着滞涩，而茯苓就像一台强力抽湿器，能抽走身体的湿气，增强气血运行速度，让身轻体健。茯苓搭配健脾补气的山药，最适合女孩子吃，很多女孩子不爱运动，觉得手脚冰凉，就是气血不足，吃一点儿热热的山药茯苓粥，既能解馋，又能补中、益气、养血，还能达到降脂减肥的目的。

白术猪肚粳米粥

原料：

白术 30 克，槟榔 10 克，生姜 10 克，猪肚 1 个，粳米
100 克，葱白、盐少许。

做法：

将白术、槟榔、生姜捣碎，然后将三味药放入猪肚中
缝口，和粳米、葱白放入锅中，加适量清水煮熟，加盐调
味即可。

白术味苦性温，归脾、肝、胃经，有健脾益气、燥湿利水的作用。《本草
经疏》中说："白术，其气芳烈，其味甘浓，其性纯阳，主风寒湿热。"白术
的性格属于"奇兵"，湿热体质在所有体质中最难调，湿生热，热生毒。而白
术性温而燥，走脾胃二经，燥能去湿，养脾安胃；猪肚入膳，既味道鲜美，又
可以达到健脾益气的作用，很适合湿热体质者调补之用。

贴心小叮咛

湿热体质和痰湿体质有不少相似的症状，如皮肤油腻、身体困重倦怠、
小便短赤、喜欢吃肥甘厚味食物等。但是，两者也有区别：湿热体质的人
偏胖或消瘦，而痰湿体质的人多体形肥胖，腹部肥满松软，且多汗；湿热
体质的人情绪不稳定，容易急躁，而痰湿体质的人性格偏温和、稳重；痰
湿体质的人比湿热体质的人痰多等。

气郁体质

气是人体生命运动的根本和动力。生命活动的维持，必须依靠气。人体的气，除与先天禀赋、后天环境以及饮食营养相关以外，还与肾、脾、胃、肺的生理功能密切相关。各种生理活动，实质上都是气在人体内运动的具体体现。当气不能外达而结聚于内时，便形成了"气郁"。

中医认为，气郁多由忧郁烦闷、心情不舒畅所致。长期气郁会导致血循环不畅，严重影响健康，所以气郁质者形体瘦者居多，平素忧郁，神情多烦闷不乐，睡眠较差，食欲减退，惊悸怔忡，健忘，不喜欢阴雨天气。由于气机郁结，会影响脏腑的生理功能，易患抑郁症、失眠、惊恐等病症。

气郁体质者应选用具有理气解郁作用的食物，如大麦、高粱、刀豆、蘑菇、萝卜、菊花、玫瑰花等。少食收敛酸涩之物，如乌梅、南瓜、石榴、酸枣、柠檬等。

 佛手粥

原料：

佛手、苏梗各15克，粳米60克。

做法：

1. 将佛手、苏梗洗净，加水煎取汁液。

2. 将粳米下锅，加适量水煮粥，待粥八分熟时下入药汁煮至粥成即可。可加少许白糖调味。

佛手是一种很奇怪的果实，形状如拳如掌，仿佛是张开的手指。以前的富贵人家把佛手摆在屋子里，散发出一股经久不散的清香，被称为"摆果"。《红楼梦》里探春屋子里就有佛手，拿来哄刘姥姥家的板儿玩，其实这样摆着实在有点儿暴殄天物。佛手在中药里属于理气药，有健脾开胃、理气和中的功效，熬粥味道清新，适合气郁者服食。

而且据现代研究证明，佛手含锌较高，对儿童的智力发育、男女不育症尤其男性性功能衰退疗效明显，还可缓解老年人视力衰退。

如果是食用新鲜的佛手，在切开的时候会有许多黏液，这是绝好的植物胶原蛋白，不要丢弃。

 ## 莲子百合粥

原料：

干百合20克，莲子25克，粳米150克，枸杞子10克，冰糖少许。

做法：

1. 百合用温水泡软，洗净，将莲子心挑出。

2. 粳米淘洗干净，入锅加水煮沸后改小火煮20分钟，放入莲子、百合、枸杞子，煮至莲子绵软，加冰糖调味即可。

这道粥常在言情小说里见到，古代深闺的小姐大多芊芊弱质，大家族钩心斗角的事情层出不穷，胃口差的时候进食一碗百合莲子粥，倒也符合医理。

百合能补肺润胃，清心安神，莲子健脾补肾，两者合煮成粥能健胃养脾，气郁体质的人多形体消瘦，胃口差，喝这道粥可调理脾胃。百合莲子粥的味道清甜，甜食能愉悦心情，经常食用，可缓解气郁带来的烦闷不乐。

过敏体质

生活中，有的人总是鼻子发痒、打喷嚏，特别是春季花开的时候，皮肤也总觉得痒，一抓就红。有些小孩子一哭眼圈就发红或出红点，大人哭时则出现眼圈发青等症状。这类人就是中医所说的过敏体质，也称特禀体质。

过敏体质，有时候是会致命的，比如有的人见了花粉则会发生哮喘，不及时缓解就会因窒息而发生生命危险。

中医认为，过敏是因为卫气虚不能抵御外邪所致，过敏体质养生的时候应以健脾、补肾气为主，以增强卫外功能。过敏体质的人需要合理"挑食"，远离"发物"，饮食宜清淡均衡，粗细搭配，荤素合理。

除了远离已知的和可能的过敏源，也可以从饮食上加以调理，正所谓"正气内存，邪不可干"，正气足了，免疫力加强了，就不会被外邪侵犯。具体来说，可以多吃一些具有益气固表、凉血消风和益补肺肾功效的食物，如绿豆、冬瓜、莲子、乌梅等，还可以服用一些补气固表的中药，如人参、黄芪等。腥膻、辛辣食物要坚决避免。

 乌梅粥

原料：

乌梅 15 克，黄芪 20 克，当归 12 克。

做法：

将乌梅、黄芪、当归洗净，加水煮沸后改小火熬成浓汁。

粳米洗净煮粥，粥成时加入药汁略煮即可。

有的人，也没感冒，鼻子就和走水一般，喷嚏、鼻涕不断，这其实是一种过敏症状，用乌梅熬粥即可。

乌梅性温味酸，有收敛、开胃、清热等功效，它类似于木瓜，有点儿"一力降十会"，入肺则收，入肠则涩，入筋骨则软，入虫而伏，入死肌、恶肉则除。它的酸敛对过敏有一个发散的效果，所以能有效预防和缓解过敏。

 黄芪粥

原料：

黄芪 30 克，粳米 100 克。

做法：

1.黄芪加 10 倍清水浸泡半小时，连水一起烧开，中火煮 30 分钟，将药汁滤出备用。

2.再加等量的清水煮 15 分钟，再次滤出药汁。

3.将两次滤取的药汁合并，与粳米共煮成稀粥即可。

这道黄芪粥出现在很多医家药典中，被历代医家推崇。苏轼在 39 岁时被贬密州，大病一场后就用黄芪粥来补养大病虚弱的身体，所以写下了"黄芪煮粥荐春盘"的名句。

黄芪始载于《神农本草经》，古代写作"黄耆"。李时珍在《本草纲目》中解释其名字的由来时说："耆，长也。黄耆色黄，为补药之长，故名。"黄芪补气功效强到什么程度呢？《新唐书·许胤宗传》记载了这样一个故事。许胤宗刚任参军的时候，上司母亲患了"卒中"（相当于我们现在所说的急性脑血管疾病），因阳气极虚的缘故喝不了汤药，就用黄芪煎了十几壶热汤放在床下面，熏口鼻皮肤一昼夜，上司母亲竟然渐渐苏醒能说话了，后来治愈了。黄芪补气功用之大，可见一斑。

有人会问，为什么黄芪有这么强的补气效果呢？因为它是根茎类植物。植物的根由于生长时全埋在地下，吸收和凝结了更多的地气。我们分析过敏性体质是由于卫气虚，所以需要服用黄芪粥健脾养胃、补益元气。

贴心小叮咛 ◄━━━━

感冒的时候不能喝黄芪粥，因为黄芪粥是固表防御过敏的，它帮助身体关闭大门，不让外邪入侵，可是当身体已经感受外邪的时候，就会变成闭门留寇，把病邪关在体内，无从宣泄了。同理，春天是生发的季节，人体需要宣发，喝黄芪粥就不太适宜了。

第五章

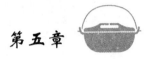

强身健体的养生粥

养生就是要让身体正气充足，预防外邪入侵，即"正气内存，邪不可干"。

对于不同的人来说，养生的需求是不一样的，有的人肝不好，有的人脾胃不好，有的人睡眠不好，有的人想要摆脱疲劳，还有的人想要美容瘦身……对于不同的情况，饮食调养也各有重点。

益气养血

气血就是中医指的人体内气和血的统称。中医学认为，气与血各有其不同的作用而又相互依存，以营养脏器组织，维持生命活动。一个人健康的标准，简单来说，就是气血充足。

有人觉得"气血"听起来玄而又玄，如何判断自己的气血是否充足呢？很简单，我们先看自己的眼睛，眼白的颜色混浊、发黄，有血丝，就表明你气血不足了。眼睛随时都能睁得大大的，说明气血充足；反之，眼袋很大、眼睛干涩、眼皮沉重，代表气血不足。再看皮肤，皮肤白里透着粉红，有光泽、弹性代表气血充足；反之，皮肤粗糙，没光泽，发暗、发黄、发白、发青、发红代表身体状况不佳、气血不足。还可以看头发，头发乌黑、浓密、柔顺代表气血充足，头发干枯、掉发、发黄、发白、开叉都是气血不足的表现。

当出现气血不足的情况时，我们可以通过食物来补血益气、调理气血，下面介绍几款益气养血的粥。

 黑糯米粥

原料：

黑糯米 100 克，桂圆肉 10 克，红枣 10 枚。

做法：

黑糯米、红枣、桂圆肉洗净，一同加适量水煮成粥。

可依口味加入适量红糖调味。

黑糯米被认为是稻米中的珍品，它是近年国际流行的健康食品之一。民间把黑米俗称为"药米""月子米"，作为产妇和体虚衰弱病人的滋补品。黑糯米味甘性温，入脾、胃、肺经，能补中益气、养血补血。它的营养价值很高，除含蛋白质、脂肪、碳水化合物外，还含丰富的钙、磷、铁、维生素 B_1、维生素 B_2 等。此粥味道香甜，可供早晚食用，是滋补强身美容的佳品，也具有温肾健脾、补血调经的功效。

黑木耳粥

原料：

粳米100克，木耳（干）5克，白糖20克。

做法：

1. 将粳米淘洗用冷水浸泡半小时，捞出，沥干水分；黑木耳用冷水泡软，洗净，去蒂，把大朵黑木耳撕成小块。

2. 锅中加入约1000毫升冷水，倒入粳米，用大火烧沸，改小火熬煮约45分钟，等米粒胀开后，下黑木耳拌匀，以小火继续熬煮约10分钟。

3. 粥成时调入白糖，即可盛起食用。

木耳能补气养血，《随息居饮食谱》赞它："补气耐饥，活血，治跌仆伤。凡崩淋血痢，痔患肠风，常食可廖。"

黑木耳富含多种营养素，特别是铁，所以常吃木耳能养血驻颜，令人肌肤红润，容光焕发。而粳米能够提高人体免疫功能，促进血液循环，两者搭配补血养颜效果很好。

当归粥

原料:

当归15克,粳米50克,红枣6枚。

做法:

1.将当归洗净后放入砂锅内,用温水浸泡10分钟,再煎煮2次,每次煮沸后再慢煎20分钟,共收汁150毫升。

2.将红枣浸泡洗净,粳米淘洗干净,放入锅里,加入药汁,再加适量水煮粥即可。

相传有对新婚夫妇,男子出远门贩卖药材,一去三年未归,妻子思念丈夫抑郁悲伤,气血虚亏。丈夫回来后拿买回的当归给妻子煎水,竟然治好了妻子的疾病。中医认为,人体以脏腑为本,气血为阴,补气血就是要使用味甘平的食材或药材,通过养肝护心来补气血,而当归是典型的补气血的药材,味甘性温,入肝、心、脾经,它味甘而重,故专能补血,气轻而辛,又能行血。当归走肝、心、脾经来养肝护心,配以温和滋补的粳米,益气补血效果非常好。

现代研究也发现,当归含有大量的挥发油、维生素、有机酸等多种有机成分及微量元素,实验研究表明,当归能扩张外周血管,降低血管阻力,增加循环血液量等。这道当归粥尤其适用于女性补养气血之用。

贴心小叮咛

女性月经期间不可服用当归粥,因为当归是活血补气之物,经期服用会让经血增多。

养肝补肾

有人一到冷天就会出现头晕、目涩等症状，以为自己睡得少，没休息好，蒙头大睡几天，症状反而加重了。老人在寒冬很容易中风，其实这些并不是没有休息好，是肝肾不足造成的。

肝肾不足是中医上的概念，肝主疏泄，藏血主筋，开窍于目。肾藏精，主生殖，开窍于前后二阴。肝血和肾精虚少，精血无法濡养大脑和眼睛，就会出现头晕、目涩、中风等现象，这个时候我们需要养肝补肾、滋养精血。

对现代人特别是青年人来说，要特别注意爱惜自己的身体，不能"由着性子可劲造"，要养成良好的生活习惯，戒烟、少喝酒，减少体重，改善饮食习惯。吃宵夜会让肝脏跟着"加班"，体内缺水会让肾脏"开展工作"时比较累，甚至累出病来。此外，要少吃油腻食物，平衡膳食。

下面介绍几款养肝补肾的粥。

 干贝粥

原料：

干贝5粒，粳米100克，油、葱姜、盐、黄酒各少许。

做法：

1.将干贝用刀背敲成细丝，油起锅加入姜丝及干贝丝煸成深棕色，加少许黄酒后出锅备用。

2.粳米淘洗干净，入锅加水煮粥，粥将成时加入煸好的干贝丝，不断搅拌，待粥黏稠、干贝颜色变得淡黄即可。

干贝是扇贝的干制品，为海中八珍之一。古人说："食后三日，犹觉鸡虾乏味。"可见干贝之鲜美非同一般。干贝味甘咸，性微温，咸能走肾，温能养血，所以有滋阴、养血、补肾调中的功效。能治疗头晕目眩、咽干口渴、虚痨咯血、脾胃虚弱等症，常食有助于降血压、降胆固醇、补益健身。

不过，需要注意的是，干贝粥非常滋补，但是不宜多食，因为干贝所含的谷氨酸钠是味精的主要成分，可分解为谷氨酸和酪氨酸等，在肠道细菌的作用下，转化为有毒、有害物质，会干扰大脑神经细胞正常代谢，过量食用还会影响肠胃的运动消化功能，导致食物积滞，难以消化吸收。

 鲈鱼粥

原料：

粳米100克，鲈鱼1条，猪油、葱、姜末、盐、胡椒粉各少许。

做法：

1.将鲈鱼刮鳞去腮，去除内脏，冲洗干净，抹干水分；取下两面鱼肉，剔去鱼皮，切成片，放入碗内，加少许盐、姜末，拌匀稍腌。

2.粳米淘洗干净，用冷水浸泡半小时，捞出，入锅中加入适量冷水，用大火煮沸。

3.加入鲜鱼片，改用小火熬煮成粥，粥成时下入葱末、盐、猪油，搅拌均匀，稍焖片刻，撒上胡椒粉即可。

这道粥味道鲜美，"江上往来人，但爱鲈鱼美"，范仲淹的诗词道尽鲈鱼的美味。其实鲈鱼还是滋补的佳品，中医认为它有补肝肾、益脾胃、治水气、风痹、安胎的功效。配以粳米煮粥，不但对肝肾不足的人具有非常好的补益效果，还能治疗胎动不安、产后少乳等症。准妈妈和产后妇女食用，既可补身，又不会因营养过剩而导致肥胖。

中医认为鲈鱼为"发物"，所以有皮肤病的人尽量不要食用。

 黄鳝粥

原料：

黄鳝1条，粳米100克，生姜2片。

做法：

1. 将黄鳝提前用清水养几天，吐尽肚子里的脏物。

2. 粳米洗净，冷水入锅，煮到米粒软烂。

3. 将黄鳝斩去头尾放到白粥里，让它自然流血，大约10分钟后，滴入两滴油，放入生姜继续煮。

4. 15分钟后把黄鳝捞出，稍稍冷却后去骨，将肉重新放到锅里用小火煮烂，加少许盐即可。

黄鳝性味甘温，味道极其鲜美，有养肝补肾、补血补气的功效，夏天熬粥进补最好，因为"小暑黄鳝赛人参"。

夏季黄鳝不但滋补，而且可以预防夏季食物不消化引起的腹泻，还可以保护心血管。除此之外，在民间还有"鳝鱼是眼药"的说法，过去的江湖郎中会让有眼病的人多吃黄鳝，这是有一定原因的，肝开窍于目，黄鳝性温，补肝强肝，滋养于目，所以眼病的人可以多吃黄鳝粥。

贴心小叮咛

中医有"以脏补脏"之说，所以有肝病的人进补动物肝脏，其实这是错误的。以脏补脏是相对于肝气弱，但没有实质性肝病的人而言的。动物的肝脏胆固醇极高，肝病者服食后不易消化，反而加重肝脏负担，所以我们进补一定要科学、正确。

调补脾胃

我们每个人出生、成长、学习、工作、娱乐等都需要大量的能量，而这些能量都是要通过饮食而来，但是饮食必须要由脾胃共同工作才能正常转化为气血能量，所以中医给脾胃很高的评价："后天之本"。脾胃五行属土，属于中焦，共同承担着化生气血的重任，所以说脾胃为"气血生化之源"。然而生活中的饮食不节、过食肥腻、忧思过度、偏食偏嗜、饥饱不均等都可能伤及脾胃，使人气血生化乏源。

要保护脾胃正常功能的运转，就要注重平时的保养：

1.情绪因素对食欲、消化、吸收有很大的影响，因此保养脾胃首先要保持良好的情绪。俗话说"气都气饱了"，这个"气饱了"吃不下饭，就是脾胃受了伤害。中医认为思伤脾，思虑过度可导致食欲下降、腹部胀满、嗳气、消化不良等。所以一定要注意保持良好的情绪，特别是脾胃本就不好的人，这样才有益于胃肠系统的正常活动。

2. 饮食调摄是调补脾胃的关键。饮食应有规律，三餐定时、定量、不暴饮暴食。少吃有刺激性和难以消化的食物，如酸辣、油炸、干硬和黏性大的食物，脾胃喜温畏寒，所以生冷的食物也要尽量少吃。

3. 注意腹部保暖。俗话说"十个胃病九个寒"，因此注意冷暖十分重要。这个冷一方面是吃进去的食物，另一方面就是外邪，比如没有保护好腹部，受了寒就会引发胃痛、腹泻等。

4. 要坚持参加适当的体育活动。一些温和的运动，如散步、慢跑、打太极拳等，能增加人体的胃肠功能，加强胃肠蠕动，促进食物的消化和营养成分的吸收，并能改善胃肠道本身的血液循环，促进其新陈代谢，推迟消化系统的老化。

下面介绍几款调补脾胃的简单粥品。

白梅花养胃粥

原料：

白梅花3克，粳米100克，冰糖适量。

做法：

1. 将粳米洗净，加适量水煮粥。

2. 粥将成时加入白梅花，小火继续煮20分钟。

3. 依个人口味加入冰糖略煮即可。

此粥出自宋朝养生著作《山家清供》，也是宋朝诗人杨万里的最爱，他曾有诗云："脱蕊收将熬粥吃。"

白梅花又叫绿萼梅、绿梅花。可舒肝、和胃、化痰、开胃散郁。用于治疗肝胃气痛、食欲缺乏等症。《百草镜》赞其："开胃散郁。煮粥食，助清阳之气上升。"《红楼梦》里薛宝钗年幼得了一种怪病，用冬天的白梅花蕊做药是不无道理的。常食白梅花粥可养肝、养颜、开胃、理肺，让人精神好。

 燕麦粥

原料：

玉米面（黄）50克，燕麦100克，豆浆250克，白砂糖适量。

做法：

1.燕麦洗净，加4碗水煮熟，然后将冷豆浆和玉米粉搅拌，调成玉米糊，缓缓倒入燕麦锅里，用勺搅拌煮沸。

2.转用小火煮10分钟，熄火后加入糖调味即可。

燕麦是我国古老的粮食作物，在2000多年前就有文字记载。中医认为，燕麦性味甘、平，归脾、胃、肝经，有益肝和胃之功，适用于肝胃不和所致的食少纳差、大便不畅等。

营养研究表明，燕麦富含有丰富的蛋白质、粗纤维、矿物质、维生素及多种矿物质等，还含有较多的亚油酸。随着人们生活水平的提高，高脂血症、脂肪肝、肥胖症、动脉硬化等疾病纷至沓来，常用本品煮粥服食，正如《本草纲目》所言，可"充饥滑肠"，又可防止各种富贵病的发生。大便不畅的人也可经常食用。

红薯粥

原料：

新鲜红薯 250 克，粳米 100 克，红枣 10 枚。

做法：

1.将新鲜红薯洗净，去皮后切成小块；粳米淘洗干净。

3.将红薯块、红枣和粳米一同放入锅内，加入约 1000 毫升冷水，煮至粥成即可。

红薯粥是老百姓餐桌上常见的粥品，尤其是在冬天，热乎乎地喝上一碗，舒服得很。红薯性平味甘无毒，入脾、肾二经，《随息居饮食谱》称其："食补脾胃，益气力，御风寒，益颜色。凡渡海注船者，不论生熟，食少许即安。"由此可见，红薯确以补脾胃为第一功效。

据现代医学研究，红薯含有丰富的淀粉、膳食纤维、胡萝卜素、维生素 A、B 族维生素、维生素 C、维生素 E，以及钾、铁、铜、硒、钙等 10 余种微量元素和亚油酸等，这些物质能保持血管弹性，对防治习惯性便秘十分有效。

有人觉得红薯粥淀粉含量高，怕发胖不敢喝，其实恰恰相反，喝红薯粥不仅不会发胖，相反能够减肥健美、通便排毒。

贴心小叮咛

有人做红薯粥，觉得皮更有营养，所以保留红薯皮，其实这是错误的。红薯皮和土豆皮一样，含有较多的生物碱，食用过多会导致胃肠不适，尤其是有黑色斑点的红薯皮更不能食用，会引起中毒。

润肺止咳

中医里所讲的"肺"并不是单指肺脏，而是与肺相关的大肠、皮毛、鼻等构成的一整套系统，与四时之秋相呼应，在五行属金。

我们人体新陈代谢、血液运行、津液分布等都离不开肺，有赖于肺呼吸运动的均匀和调才能维持正常的生理功能。

肺很重要，也很娇嫩，不耐寒热，故有"肺为娇脏"之说。在五脏中，肺是唯一与外界相通的器官，通过气管、喉、口鼻直接与外界连接，因此也是最易受外界自然环境因素影响的脏器，外界的风、寒、暑、湿、燥、火等邪气侵袭人体的时候，首当其冲的往往是肺。发病初期多见发热、恶寒、咳嗽、鼻塞等肺卫失调的症状，所以我们一定要好好养护"肺"。

养肺有四大方法：

气养肺：要想使肺保持健康，就要保持吸入空气的洁净且有一定湿度，不要在人多空气污浊的地方多逗留。有条件的话可以经常到草木茂盛、空气新鲜的地方，做做深呼吸。吸烟的人要戒烟。

喜养肺：中医里说"悲伤肺"，悲伤的情绪容易使肺气不畅，而肺病患者也容易悲伤。避免悲伤肺最简单的方法就是常常大笑，笑能增大肺活量，有助于宣发肺气，有利于人体气机的升降。

动养肺：运动不仅可以增强心肺功能，还能激发并锻炼身体的御寒能力，预防感冒的发生。我们可根据自身情况选择合适的运动。

食养肺：中医讲究药食同源，肺功能不好的人，可以通过食疗来养肺，对于经常感冒咳嗽或者是有慢性肺炎、哮喘的人来说，经常吃些润肺止咳的粥是很不错的养护方法。

百部粥

原料：

百部 10 克，粳米 50 克，蜂蜜适量。

做法：

1.将百部洗净，加水煎煮去渣取汁。

2.粳米洗净，加水煮粥，粥将成时加入药汁继续煮。

2.出锅后晾至温热，加蜂蜜即可。

百部，这味中药的药名非常有趣。它是植物百部的干燥块茎，性味甘、苦、微温，能润肺下气、止咳、杀虫。因为它价格非常便宜，平民百姓都能接受，对久咳又有奇效，所以它被称为"药中义士"。

清朝的名医程钟龄曾经用百部熬粥救人救己两命，而留下了一段佳话。程钟龄的祖坟葬在山上，而山下是一土豪的祖坟。土豪的祖坟种了古柏，古柏的横枝穿进程家的棺椁，程钟龄和土豪理论，失手打死了土豪的家奴，于是到官府自首，被定罪秋后处斩。正巧巡抚的母亲患咳嗽，经诸医治疗仍不见起色，程钟龄用百部熬粥给他母亲治疗，老夫人很快就好了。为了感谢程钟龄，巡抚亲自为他开罪。可见这个百部治疗肺经的效果是很好的。

这道百部粥特别适合有咳嗽、痰多、肺气不宣的人经常食用。

不过，要注意的是，百部有小毒，所以煮粥的用量要严格限制，用量过大会出现恶心、呕吐、头昏等中毒症状。

枇杷叶粥

原料：

新鲜枇杷叶 50 克，粳米 60 克，冰糖少许。

做法：

1.将枇杷叶刷净细毛，用纱布包好放入砂锅内，加水 500 毫升煎煮约 15 分钟，煮至枇杷汤只有 250 毫升左右；然后将枇杷叶捞出，滤出药汁。

2.粳米洗净，加入药汁及适量水一同煮粥，煮的过程中注意用勺子搅拌，以防糊底。

3.20 分钟后加入适量冰糖，搅拌至冰糖融化，再盖上盖煮 10 分钟左右即可。

这道调理药粥多见于江南。枇杷叶是一味很好的中药，因为叶子的形状像琵琶而得名。《本草再新》中提到，说它有清肺气、降肺火，止咳化痰、治疗痈热毒的功效。在清宫的脉案中枇杷叶入药非常多见。慈禧早年间有过肺疾，一直用新鲜的枇杷叶煮汁喝水。

不过用鲜枇杷叶入粥，还要刷去枇杷叶背面的茸毛。说到这里，还有个小趣闻，在江浙一带的人，都知道枇杷叶表面较平，手感光滑，而背面有茸毛，手感粗糙。所以有人在日常生活中用枇杷叶来比喻人的反复无常，枇杷叶面孔——一会儿和颜悦色，一会儿翻脸不认人，很是形象有趣。

枇杷叶熬粥味道较清苦，所以可以放些冰糖、红糖或红枣来缓解。

枇杷叶粥除了有润肺化痰的功效外，还有养肺的功效，现在雾霾严重，加上强冷空气,很容易引起肺脏不适,经常喝一点儿枇杷叶粥,对肺是很好的保护。

安神养心

工作、学习压力较大的人总是感到心慌意乱，或是睡觉中被惊醒，再也睡不着，或是神志恍惚，甚至心里总憋着一股火，总想发泄出来，这些都是心神不宁的症状。

出现心神不宁症状的原因很多，比如饮食没有节制，脾胃失调；或劳神、思虑过甚等。西医遇到这种情况，多以镇静剂或安眠药来治疗，不过这些药虽然见效快，但药物的不良反应也是非常大的，并且很可能产生依赖作用。如果有轻度症状，不妨先用饮食来调理一下。

 酸枣仁粥

原料：

酸枣仁 15 克，粳米 100 克。

做法：

1.熟酸枣仁泡水、洗净、敲碎后放到锅中，倒入适量清水，用小火煎汤取汁备用。

2.粳米洗净放入锅中，加适量清水，大火煮沸后改用小火煮成粥。

3.最后加入药汁调匀，再略煮片刻即成。

这道粥出自《饮膳正要》。有些人总是自觉心慌不安，其实是心悸的症状，中医称之为"惊悸"或"怔忡"，这要比失眠、健忘严重一些。喝一点儿酸枣仁粥，有一定的缓解作用。

酸枣仁是酸枣的成熟种子，它的样子非常小巧讨喜，功效也非同一般。始载于《神农本草经》，列为上品，明代李时珍《本草纲目》中记载，枣仁"熟用疗心烦不得眠，烦渴虚汗之症"。

中医认为，心烦神不安是因为心在脾的旁边，脾运化的寒热邪气，结聚于心旁边，不能散发，而枣为脾果，味酸属木，脾之肝药也。色赤属火，脾之心药也。酸枣仁运化脾气，升脾阳，转凝闭为升出，凝滞宣散，心神自然就安定下来了。配以健脾暖胃助运化的粳米煮粥，效果更佳。

 安神猪心粥

原料：

猪心120克，粳米100克，葱花、姜、料酒、盐各适量。

做法：

1.粳米洗净，浸泡半小时；猪心洗净剖开，切成薄片，用盐、料酒腌渍。

2.粳米放入锅中，加适量水煮沸，放入腌好的猪心、姜末，煮沸后改小火熬煮成粥，最后加盐调味，撒上葱花即可。

猪心粥对于失眠者来说，是非常补益的食品。猪心性平，味甘咸，无毒，入心经，能安神定惊、养心补血。猪心进补也符合"以脏补脏、以心补心"的中医进补理论。据现代营养研究表明，猪心所含的营养素，对加强心肌营养、增强心肌收缩力有很大的作用。

猪心粥内还可以加入莲子、百合、酸枣仁、芡实等安神养心类食材，安神养心效果更佳。

猪心通常有股异味，如果处理不好，粥的味道就会大打折扣。可在买回猪心后，立即在少量面粉中滚一下，放置1小时左右，然后再用清水洗净，这样煮出来的猪心粥味美纯正。

合欢花粥

原料：

合欢花2朵，粳米100克，白糖适量。

做法：

1.将合欢花择净，切碎。

2.粳米冷水入锅，大火煮沸后转小火，粥熟后调入合欢花末，撒入白糖搅匀即可。

合欢花粥味道清甜，简单好做。在前几年流行的电视剧《甄嬛传》中，皇帝将合欢花赐予某个妃子煮食安神，这是非常符合医理的。合欢花味甘、苦，无毒，归心、肝经，《四川中药志》中记载："能和心志，开胃理气，消风明目。"

中医认为，思虑太过伤及心，合欢花甘温平补，所以在嵇康的养生论里有"合欢蠲忿，萱草忘忧"之言。合欢花能开达五神，消除抑郁，主和缓心气，畅情志。如果心能开达，神明自然就能舒畅无忧，即是安神养心。《红楼梦》里黛玉吃了螃蟹觉得心口微痛，宝玉令人将合欢花浸在烧酒里烫一壶给她喝，很快就好了。

贴心小叮咛

合欢花粥具有凝神养心以及治疗失眠的作用，但是不能长期服用，因为合欢花中含有一定的安定，如果长时间服用，会导致身体对这种物质产生依赖性，并不利于身体健康。

生发乌发

年纪轻轻头发越来越少或已经长出白头发，这是很多人都不愿意遇到的，于是有的人看到白头发就拔，认为下一次也许能长出黑头发来，不过也有人相信"白头发拔一根长十根"。从医学上看，产生白发的原因有许多，大致可分为遗传、衰老。不过精神因素也是不容忽视的，忧虑、悲哀、精神受到刺激和一些疾病因素，会使黑色素的形成发生困难，就如伍子胥一夜愁白头。

中医认为，头发稀疏或白头主要是由于肝肾不足、气血亏损所致。"发为血之余""肾主骨，其华在发"，所以主张多吃养血补肾的食品以乌发润发。

养血补肾、乌发润发的食物有紫米、黑豆、黑芝麻、核桃、胡萝卜、菠菜、香菇、黑木耳、乌鸡、牛肉、猪肝、海参、红枣、黑枣、桑葚、紫葡萄等。头发早白或是发质枯黄无色泽的人可以适当多吃。

 天冬黑豆粥

原料：

黑豆 50 克，天冬 15 克，黑芝麻 30 克，糯米 60 克，冰糖适量。

做法：

1.将天冬、黑豆、黑芝麻及糯米洗净，放入砂锅中，加水适量，同煮成粥。

2.待粥将熟时，加入冰糖煮化，搅匀即可。

这道粥的主角是黑豆和黑芝麻。前文说过，脱发、白发是由于肾气不足，依照中医养生理念，食物的颜色与人体的脏腑系统相对应，红绿黄白黑分别对应心肝脾肺肾。黑豆属黑，被认为是"肾之谷"，性平味甘、无毒，具有活血、利水、祛风、清热解毒、滋养健血、补虚乌发的功能。现代医学研究，黑豆含有丰富的 B 族维生素及维生素 E，是养颜美容所需之营养成分，它还含多量的泛酸，对乌发养发也有帮助。黑芝麻也属黑色食物，乌发原理与黑豆类似。

天冬性寒，味甘，微苦，具有养阴清热、润肺滋肾的功效。天冬虽然性寒，但这里用量不大，而且有其他食材的中和，所以这道粥可常食。

 何首乌红枣粥

原料：

制何首乌20克，枸杞子10克，红枣10枚，粳米50克，红糖少许。

做法：

1.将制何首乌冲净，然后用干净的纱布包住放入锅中（不能用铁锅），用清水泡上，水的量就是煮粥的量。

2.将粳米洗净，和洗净的红枣、制何首乌，连同浸泡的水一起煮粥，加入枸杞子、红糖拌匀，略煮片刻即可。

何首乌与粳米、红糖、红枣、枸杞子为粥，味甘善补，益精血，补肝肾，乌须发，强筋骨。这道粥品浓稠香甜，适合少发、白发者食用。

这道粥的主角是何首乌，在《何首乌传》中记载："主治五痔，腰膝之病，冷气心痛，长筋力，益精髓，壮气、驻颜、黑发。"何首乌之名就是由乌发而来的。相传唐朝有一何姓的人，年过五旬无子，一日喝醉卧山野，见一种植物有藤两株，苗蔓相交后分离，他请教山中老人，老人说恐是仙药。他便将此物根茎捣碎，每日用酒吞服，一年后白发转黑，红颜荣润，生下一子。为感念其物，将其取名为何首乌。

 枸杞桑葚粥

原料：

枸杞子 5 克，桑葚 30 克，红枣 5 枚，粳米 100 克，冰糖适量。

做法：

1. 将桑葚、红枣、枸杞子洗净，放入锅里加清水煮 15 分钟，去渣取汁；再将余渣放入清水里再煮，反复 3 次，最后将残渣去除。

2. 粳米洗净，下锅加水煮粥，粥熟后放入桑葚汁液，加冰糖煮化即可。

这道桑葚粥属于粤菜，从清代名医王孟英的《随息居饮食谱》的桑葚膏演化而来，非常适合脱发、白发的人群食用。

中医认为，"肾为毛发之根"，头发脱落、早白是体内肾气盛衰在外部的表现，需要益气血、补肝肾。桑葚在中医里被认为是桑之精华所结。色黑红入肾补肝，性味甘、酸、寒，所以有滋阴补血、润肠乌发的功效。

从字面上解，桑字从木，在五行中肝属木，桑葚能补肝血；而肾为五脏之本，桑葚为桑之精华所结，"葚"与"肾"同音同形，以葚补肾，可谓精妙。

贴心小叮咛

> 熬煮桑葚粥的时候，尽量不要用铁锅，桑葚分解的酸性物质会和铁产生化学反应而导致中毒。
>
> 另外，儿童不宜多吃桑葚粥，像鲁迅先生那样，紫红的桑葚吃得满嘴通红，其实是无益健康的，因为桑葚含有较多的胰蛋白酶（蛋白酶的一种抑制物）——鞣酸，会影响少年儿童对铁、钙、锌等物质的吸收。

滋阴润肺

到了秋天，我们经常会感觉到口干、唇干、鼻干、咽干、舌干少津、咳嗽痰多、大便干结、皮肤干燥甚至皲裂等。其实这都是身体阴液缺失的表现，"阴"在中医里解释最多的是女性和"液体"，"水"和"血"这样流动的液体，都属于阴的范畴。秋季干燥，最伤阴液，所以我们要在秋冬季节注意滋阴润肺。

"阴"需要养，所以我们可以适当多吃一些滋阴润燥、生津养肺的食物和水果，如雪梨、甘蔗、柿子、荸荠、银耳、菠萝、燕窝、猪肺、蜂蜜、乌骨鸡、鳖肉、龟肉、鸭蛋等。辛辣刺激食物会伤阴损肺，加重身体的燥，要避免食用。

此外，可以多食些酸甘食品和水果，如石榴、葡萄、杧果、苹果、柚子、柠檬、山楂等，有利于润燥护阴。

石斛粥

原料：

石斛 20 克（干），粳米 50 克，冰糖适量。

做法：

1. 将石斛加水煎煮，去渣取汁。

2. 粳米洗净，加水煮粥，粥将成时加入石斛汁、冰糖搅匀，略煮即可。

我们平常说的滋阴润肺，滋和润都需要"津液"，如百合、燕窝、玉竹、银耳等，熬煮成粥后都会出现能滋润的"津液"，如果把新鲜的石斛掰开，会发现里面有黏液质，这种黏液也是"津液"，滋润效果非凡。

石斛是一味非常好的滋阴药，其甘、淡、微寒，入肺、胃、肾经，有益胃生津、养阴清热的效果，《本草纲目拾遗》言其"清胃除虚热，生津，已劳损，以之代茶，开胃健脾"。最重视养生的道家就将石斛列为"九大仙草"之首。它的气性较轻，凉而不寒，淡而轻润，非常适合滋补娇嫩的肺脏。

麦门冬粥

原料：

麦门冬、生地黄各 20 克，粳米 100 克，薏苡仁 50 克，生姜汁 5 毫升。

做法：

1.将麦门冬、生地黄洗净捣烂，绞汁备用。

2.将粳米、薏苡仁淘洗干净，入锅加水大火煮沸，然后改小火煮粥。

3.粥将成时加入麦门冬、生地黄汁煮沸，兑入生姜汁搅匀，早晚分食。

此粥出自明朝养生专著《遵生八笺》，生地滋阴、薏米去水肿、生姜驱寒，而这道粥品的主材麦门冬是一味良药，麦门冬性甘，味微苦，微寒。《神农本草经》将麦门冬列为养阴润肺的上品，言其"久服轻身，不老不饥"。

麦门冬粥不但滋阴润肺，而且非常适合在热病之后吃；如果是患有慢性疾病的患者服用，对胃也有很好的清补功效。

疗妒粥

原料：

秋梨1个，陈皮3克，粳米30克，冰糖适量。

做法：

1.把粳米洗净，入锅加水，用大火煮沸后改小火煮20分钟。

2.秋梨洗净切块，陈皮洗净，放入粥中，继续煮15分钟，加入冰糖煮化即可。

这道粥是从《红楼梦》里大名鼎鼎的疗妒汤演化而来：贾宝玉去问王一贴可有治疗女人妒病的方子，王一贴说有一疗妒汤，用极好的秋梨一个，二钱冰糖，一钱陈皮，水三碗，梨熟为度，每日清早吃这么一个梨。三味药都是润肺开胃不伤人的，甜丝丝的，又止咳嗽，又好吃。

千万别小看这道从玩笑中演化而来的疗妒粥，粥里的陈皮化痰、冰糖滋阴，搭配起来熬粥有生津止渴、润肺化痰的作用，适用于咽干口渴、干咳少痰等秋季干燥伤肺证。而主材秋梨更是上好的中药，被称为"百果之宗"，其味甘、微酸，性凉，能生津止渴、清热降火、滋阴润肺、止咳化痰。

贴心小叮咛

秋梨粥虽好，但一天以一餐为度。"囫囵吞枣"这个寓言里，客有曰："梨益齿而损脾，枣益脾而损齿。"这是非常有医学道理的，秋梨性寒助湿，脾胃虚寒者应少吃。

平肝降火

我们经常会听到中医说"阴虚火旺""肝火上炎"，那么这个"火"到底是什么呢？中医上的"火"是指身体内不正常的热气，也可以说是人体阴阳不平衡引发的身体内热。

比如肝火旺在中医上称为"肝火上升"，是人体气血调节失衡，火气犯肝引起的肝火。肝火旺的人，大多脾气急，三言两语不和就容易打起来；皮肤也不好，痰湿会随火气而上于头面，由于头面没有排毒的出口，只好从皮肤里拱出来了，就在脸上形成痘痘。

肝火旺的人调节情绪非常重要，焦躁的情绪容易火上浇油，睡眠不够或是睡眠质量不好，也会造成肝火上升。肝火旺的人在日常调理中应该做到以下几点：

1. 保证充足的睡眠，不要熬夜，不要过度劳累。

2. 绝对地禁酒、禁烟，长期吸烟饮酒同样会引起肝火旺。

3. 适当去户外运动，加强体质，增强抵抗力。

4. 还要保持好的心情，不要暴躁，学会控制自己的情绪。

5. 在饮食上注意禁食辛辣、刺激的食物。

下面介绍几款平肝降火的粥。

当归茜草粥

原料：

当归20克，茜草20克，粳米30克。

做法：

1. 将当归、茜草洗净，切碎，用纱布包好，加水煎煮取汁。

2. 粳米洗净，入锅加水煮粥，粥将成时加入当归茜草汁略煮片刻即可。可以酌量加入冰糖。

我们在电视剧里经常看到人被气得吐血甚至气死的情况，这是真实存在的。三国周瑜就是吐血而亡的，这就是由于肝气上逆导致的。

肝性最急，宜顺不宜逆。肝性顺则气血顺行，肝性逆则气血逆行。这个时候需要平肝降火，可以喝一点儿当归茜草粥。

这道粥里，当归行气补血，粳米滋补平胃，茜草味酸、性寒，归心、肝经，入血分，能散能敛，可升可降，具有凉血止血、活血化瘀、清热解毒的功效；苦草味酸，而肝脏需要酸味的食物濡养，其性寒则可以通滞，滞就是我们横逆的肝气，肝气一通，火气自然下来了。

 玄参粥

原料：

玄参15克，粳米100克，白糖适量。

做法：

1.将玄参洗净，放入砂锅中，加清水适量煎取汁液。

2.粳米洗净，加适量清水煮粥，待粥熟后调入白糖、玄参汁液，再煮两三分钟即可。

玄参搭配粳米煮粥，味道既甘且苦，别有一番风味。

参类多为滋补性食材，而玄参不同，玄参性味苦、甘、咸、寒，入肝、胃、肾经，有凉血滋阴、解毒软坚之功，玄参苦寒清热，甘咸入肾而滋肾水，既能凉血清热，又能滋阴生津，为滋阴降火要药。《本草纲目》言其"滋阴降火，解斑毒，利咽喉，通小便血滞"。玄参主要针对的就是肝火，它不同于我们前面讲的滋阴润肺的食材和药材，那些滋阴润肺的食材和药材性凉，凉能清热，而玄参性寒，寒远比凉强大，所以能"浇灭"肝火，肝火旺的人喝一点儿玄参粥再好不过了。

而且，现代医学研究发现，玄参中苯丙素苷有保肝作用，对肝细胞损伤有一定的修复作用，而且能抑制肝细胞凋亡。所以肝虚的人喝玄参粥还有助于保护肝脏。

夏枯草肉粥

原料：

夏枯草30克，五花肉100克，粳米100克，葱姜适量，盐、胡椒粉各少许。

做法：

1.将夏枯草洗净，用纱布包好；五花肉切小粒，加葱、姜腌制10分钟。

2.锅内加清水煮沸，将夏枯草、五花肉下锅，大火煮沸，转小火煲1个小时，捞出肉粒备用，弃药包。

3.粳米洗净，加水煮粥，粥将成时加入肉粒，调入适量盐、胡椒即可。

这款夏枯草肉粥味道鲜香咸美。我们知道，"鱼生痰、肉生火"，但这道肉粥喝了不但不会上火，反而能清热解毒去肝火，其秘密就在夏枯草里。

夏枯草性寒，味辛，是清热泻火类的中药，能清火明目、散结消肿，是广州民间暑夏时常用来入汤入药的食材，现在有很多凉茶饮料，都是以夏枯草为主要原料制作的。夏枯草的寒没有玄参那样烈，寒凉较轻，适合日常滋补。

夏枯草配以猪肉入粥，带有一点点中药的清香，能清热祛湿、润燥生津，清肝火润心肺，非常适合暑热服用。

贴心小叮咛 ◄

夏枯草肉粥性凉，脾胃虚弱者尽量不要服用。湿气重或风湿病的人也不要服用，否则容易造成腹泻甚至加重病情。

润肠排毒

我们正常人是每天排便 1~2 次，如果 24 小时不排便的话，再排便就很容易出现粪便干结不易排出的情况，也就是便秘。

为什么会便秘呢？人体是个很精密的仪器，各个器官各司其职，小肠负责吸收营养，而大肠负责吸收水分，食物在小肠吸收了营养之后，将毒素和废物排入大肠，准备排出体外，维持平衡。小肠吸收营养后，废物排入大肠，如果不能顺利排出体外，大肠就会将粪便里的水分吸收，同时也会将毒素重新吸收进血液里，导致大便干结不易排出的同时也增加了肝脏的负担。

有人觉得便秘不算什么大毛病，多蹲一会儿就是了，其实便秘对健康的危害非常大，轻度的便秘可以引起痔疮、肠道溃疡等，严重的还可能引发癌变，一般来说，有 10 年以上便秘史的人，发生结肠癌癌变的概率就很大。所以，对于便秘这件小事，千万不可轻视，否则就可能出大事。

 决明子粥

原料：

决明子 15 克，粳米 60 克，冰糖少许。

做法：

1.将决明子放到锅内，炒到微微有香味，取出，加水煎汁，去渣备用。

2.粳米洗净，加水煮粥，粥熟后加入冰糖、决明子汁再煮 2 分钟即可。

决明子，很多人都认识，而且基本都是拿来泡水清肝火、明目的。其实它除了有清肝火、明目的功效，还可以祛风湿、益肾、润肠通便，特别是润肠通便效果显著。决明子润肠通便，和杏仁有所不同，杏仁味甘平，滋润胃肠，而决明子性寒，寒凉通便，效果较杏仁显著。所以老人便秘最好是用杏仁粥，轻缓润肠，而年轻人便秘适合用决明子粥，见效快。

杏仁粥

原料：

甜杏仁、核桃仁各15克，粳米50克，白糖适量。

做法：

1. 将甜杏仁、核桃仁微炒，共捣碎。

2. 粳米淘洗干净，加水煮粥，粥成后放入甜杏仁和核桃仁碎末，加少许白糖调味即可。

此粥从《杨氏家藏方》杏仁煎演化而来，味道鲜美清甜。《红楼梦》里贾母过元宵节说道："夜长，觉得有些饿了。"凤姐忙回："有预备的鸭子肉粥。"贾母道："我吃些清淡的吧。"凤姐忙道："也有枣儿熬的粳米粥。"贾母嫌太甜，凤姐又推荐了杏仁粥，贾母欣然接受。

这道粥的主材甜杏仁性润、味甘平，《本草纲目》里提到了杏仁的三大功效："润肺也，消积食也，散滞气也。"其中，"消积食"说明杏仁可以帮助消化、缓解便秘症状，不少治便秘的中药药方中都包含了杏仁，年老体弱者大多有慢性便秘，况且杏仁平和，无论吃多少都不会出现副作用，所以服用杏仁效果最佳。

贴心小叮咛

大家千万要注意，我们用的是甜杏仁。甜杏仁和苦杏仁看似区别不大，其实是两味不同的中药。我们在超市里买到的干果就是甜杏仁做的，而苦杏仁味苦、性温，有小毒，适用于咳喘实证，电视剧里，有好多拿苦杏仁自杀的，不无道理。所以平时食用杏仁一定要确定是甜杏仁，医生开来治肺病的，才可以是苦杏仁。

养精固肾

人到中年后，生理功能由盛转衰，不少人出现了腰酸背痛、耳鸣、眩晕、眼花、健忘少寐的症状，有些人动则气急、脚跟疼痛、容易疲倦，甚至出现性欲减退、小便后有余沥、夜尿增多、头发花白、牙齿松动等衰老征象。这些表现就是中医所说的精虚肾亏。

造成精虚肾亏的原因很多，如先天不足、长期营养不良、患慢性病和消耗性疾病、精神紧张、情绪抑郁、睡眠不足、过度疲劳、房事不节等，都会导致肾亏，未老先衰。

但是如果注意养生，即使出现了肾亏早衰的症状，也是可以调理过来，恢复旺盛精力的。

1. 不要经常熬夜，要保证充足睡眠，这样有利于肾的充分休息。

2. 性生活有节制。

3. 多吃一些滋补的食品，如动物肾脏、海参、虾之类的。

4. 可以在医生指导下适当吃一些六味地黄丸等中成药。

5. 坚持锻炼身体，提高身体素质。只有身体是素质提高了，才能从根本上解决精虚肾亏的问题。

下面，我们介绍几款养精固肾的粥。

🍚 牡蛎粥

原料：

粳米 100 克，牡蛎肉 100 克，猪瘦肉 55 克，芹菜 1 根，香葱、香菜、淀粉、食用油、香油、胡椒粉、盐各少许。

做法：

1. 牡蛎洗净沥干水分，一个一个用淀粉沾裹均匀后，放入沸水中氽烫捞起，用冷水冲凉备用。

2. 粳米洗净拌少许油，芹菜、香菜洗净切末，香葱洗净切花。

3. 猪瘦肉洗净切末，拌入少许淀粉，用沸水氽烫一下捞起备用。

4. 将粳米放入锅内，加水大火煮 20 分钟，放入猪肉末煮开，然后改为小火煮 15 分钟，加入其余调味料拌匀，再放入牡蛎及芹菜末煮开，盛入碗中，撒上香葱花、香菜末即可。

牡蛎粥又被称为蚝仔粥，属于潮州菜系。美味香浓，老少皆宜，制作方法简单。它的主材牡蛎可是个好东西，在古代，很多医家养精固肾方中都会用到牡蛎。

为什么小小的贝类有这么大能耐呢？因为牡蛎入药，性微寒，味咸，入肝、肾、心经，能重镇安神、潜阳补阴。《本草纲目》记载：牡蛎肉"多食之，能细活皮肤，补肾壮阳，并能治虚，解丹毒"。古人认为，牡蛎为海气所化，纯雄无雌，故称为"牡"，蛎有粗大之意，我们的肾就像一个堤坝，负责开闸放水，堤坝坍塌，洪水来袭时，牡蛎就可以像一堵临时性堤坝，牢牢地阻挡精气外流，起到养精固肾的效果。多喝牡蛎粥，能滋阴补血、养精固肾，特别适用于虚劳、虚损的病人和那些阴虚、血亏、气血不足的人。

 芡实茯苓粥

原料：

芡实 15 克，茯苓 10 克，粳米适量。

做法：

将芡实、茯苓捣碎，加水适量（煮粥的水量），煎煮15 分钟后放入洗净的粳米，继续煮至粥成即可。

这道粥出自《摘元方》，芡实又被称作"鸡头米"，是收敛类中药的代表之一，《本草经百种录》中称之为"脾肾之药"，味甘、涩，性平，无毒，入脾、肾经，能固肾涩精、补脾止泻，古代不少补肾的名方如金锁固精丸、玉锁丹、水陆二仙丹等都是以芡实为主，配合莲须、龙骨等材配制而成的。

有人会感觉奇怪，芡实不是补脾的吗，怎么还能治疗肾虚固精呢？我们都知道，脾主运化，为后天之本，肾主藏精，为先天之本，先天和后天的关系是"先天生后天，后天养先天"，我们通过调节和增强的脾运化之力来滋养肾阴，就能够达到固肾养精的目的。不过要注意的是，芡实较固涩收敛，大便硬的人不宜食用，平时有腹胀症状的人也应忌食。

润肤养颜

古代女性对美丽容貌的要求甚至能上升到道德的高度，"三从四德"中就有妇容一德，所以她们一直在寻找让自己变漂亮的食物和方法。而现代女性对美丽的追求过于片面，以瘦为美，加之生活不规律，工作节奏快，压力大，平时缺乏锻炼，经常吃快餐或以减肥为借口干脆不进食，很容易造成营养不良，脸色蜡黄，毛孔粗大。不健康的生活方式还极易伤害气血，会让人更显老。

气血和养颜有什么关系呢？中医认为，女子以血为本，气血不仅关系到女性的健康，也关系到女性的美丽。气血充盈，既可以滋养肌肤，让面色红润有光泽，又可以润泽秀发，让头发乌黑亮丽。年轻女孩口唇总是鲜艳红润的，眼睛也清澈明亮、有神采，就是因为气血足。气血一旦虚下来，则会"面始焦，发始堕"，鱼尾纹、抬头纹等就会慢慢爬上面颊。所以，养好气血对于女性的容颜很重要。一些常见的食物和食用中药，比如红枣、黄豆、茯苓、芍药等对于补养气血、改善肌肤粗糙不荣、恢复面庞红润大有帮助。

 五色粥

原料：

黄豆、红豆、绿豆、黑豆各20克，紫米10克。

做法：

将以上食材洗净，用冷水浸泡2小时，然后连豆带水一起煮成粥即可。

这是一道五色俱备的粥，黄豆补脾养血润燥，绿豆入肺清热解毒，红豆补心活血利水，黑豆强肾益精，而紫米养胃安神。这道粥对五脏六腑都有照顾，不凉不燥、补气益血、健脾暖胃，不仅能增强食欲，而且很有营养，还能维持身体正常的新陈代谢，帮助皮肤细胞正常更替，从而起到调理气色的作用。可称得上是驻颜润肤的秘方，爱美的女士应该多吃。

 ## 红枣白芍粥

原料：

糯米 100 克，红枣 10 枚，小麦 20 克，白芍 15 克，蜂蜜 2 勺。

做法：

1.将小麦和白芍加水煮半小时去渣，留汁备用。

2.将糯米和红枣洗净，加水煮粥，粥快熟时加入小麦白芍汁，加蜂蜜调味即可。

这道粥味道清甜，很适合女性服用。小麦能安神养血，红枣补气补血，而粥的主材白芍是一味非常好的药材，其味酸，性微寒，有养血的作用。有些女性脸黄黄的、油腻腻的，不通透，就是因为气血不足。白芍 "最益女子血"，它能滋养气血，让气血充足，皮肤看起来自然光滑红润。

白芍的美白效果应归功于 "除血痹，破坚积"，能使血脉流畅，气血流通自然，清除血管里的垃圾，使面上的斑块消退，皮肤恢复正常的白皙。

红枣是补血养颜的佳品，小麦则能益气养心、安神止汗。这道粥除了润肤养颜的功效外，还能舒肝缓急、柔肝健脾，对脾气暴躁、郁伤喜哭、汗多烦热

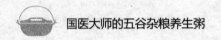

等症的更年期女性有良好的辅助治疗作用。

白茯苓粥

原料：

白茯苓粉15克，粳米100克，胡椒粉、盐各少许。

做法：

粳米淘洗干净，与茯苓粉同放入锅内，加水适量，用大火煮沸后改用小火煮至粥成，加盐、胡椒粉搅匀即成。

这道粥为咸粥，如果不喜欢咸口味，也可以不放盐和胡椒粉，加糖或蜂蜜食用。

粥的主材白茯苓味甘、淡，性平，归心、脾、肾经，能利水渗湿、健脾宁心、祛斑增白。《神农本草经》将茯苓列为"上品"，称其"久服安魂养神，不饥经年"。

《红楼梦》里也有茯苓霜，连柳嫂子这种贵族的厨娘都觉得稀罕："怪俊的霜儿。""第一用乳和着，每日早起吃一钟，最补人的，万不得，滚白水也好。"点出了白茯苓的功效——"补人"。慈禧太后也对茯苓推崇有加，常食茯苓饼来维持容貌。

白茯苓能润泽皮肤是因为它味淡、甘，淡能利窍，甘能助阳，是除湿的圣药。我们总是说脾主运化，脾最怕的就是湿气，运化功能下降，身体的气血运行也会随之下降，脂肪沉淀，废弃物滞留在身体里，所以皮肤油腻蜡黄。而茯苓能祛除身体的湿气，增强气血运行的速度，让身体轻健，减轻皮肤的负荷。

祛斑美白

长斑和皮肤黑，这对女性来说简直就是天敌，所以很多人常用化妆品祛斑美白，或用祛斑增白产品来掩盖，而有些快速祛斑的产品利用的是重金属作用，刚开始的确"效果"显著，因为它只是把沉积的色素更进一步压到底层，一旦停用，这些被压下去的色素就会迅速"浮"出来，加重色斑形成，皮肤会变得更黑。

中医认为，人体是一个有机的整体，皮肤只是机体外表的一部分，它与脏腑、经络、气血等有着密切的关系，只有脏腑功能正常，气血充盈，经脉通畅，机体、容颜才不会衰老，须发也不会发白，五官、爪甲才能得到滋润，肌肤自然光洁细腻，不会产生斑点。

对于长斑和皮肤黑的问题，我们可以用一些具有健脾胃、养肝肾功效的食疗方来调理。

 桃花粥

原料：

桃花（干品）2 克，粳米 100 克，红糖 30 克。

做法：

将桃花置于砂锅中，用水浸泡 30 分钟，加入淘洗干净的粳米，大火煮沸后改小火煮粥，粥成时加入红糖拌匀即可。

在古代，桃花粥是节令粥品，每到寒食节前后，都以桃花瓣煮粥，就像现在端午吃粽子一样。桃花粥味道甜香，经常食用能令女性皮肤鲜艳光洁。

桃花性苦、平，入心、肝、大肠经，我们可以研究一下桃花走的经络，入心经，滋养心脉气血，心其华在面，气血顺畅，面色自然光润。而走肝经，肝脏是最大的排毒器官，代谢身体的毒素。毒素淤积在身体里，堆积在皮肤上，形成斑块，皮肤黑黄，脸色晦暗，如果肝脏及时将毒素排出去，那么就能改善机体功能，使皮肤恢复以往弹性和光泽。而达大肠经，可以去湿痹、排毒素，而且能让身体轻盈。

要注意的是桃花还有活血的功效，闭经或月经过少的女性喝桃花粥，有助于通经，但月经量多者忌服，否则很容易造成月经量过多。

 珍珠粉养颜粥

原料：

珍珠粉（纯）2 克，粳米 50 克，白糖适量。

做法：

粳米淘净，放入锅中，加清水适量煮粥，待熟时调入珍珠粉、白糖，煮至粥熟即成。每日 1 剂。

提到珍珠，很多人想到的是饰品，其实，把珍珠磨制成粉，是很好的保健、美容品。除了外用以外，还可以拿来内服，熬制养生粥，对身体健康和美白祛斑都有很好的作用。

《抱朴子》上说："珍珠径寸以上，服食令人长生。"《御香缥缈录》载：慈禧太后对服用珍珠十分重视，每隔十天就要服用 10 克珍珠末，认为其可驻颜抗老，所以她活到了高龄仍肌肤细腻、白润光泽，令身边的侍臣、宫女羡慕不已。据报载，京剧艺术大师梅兰芳因为要在舞台上扮演女性角色，也有常服用珍珠粉的习惯。

药理研究表明，珍珠粉含有 24 种微量元素及角蛋白肽类等多种成分，服后对人体有明显的降低氧化脂的作用，从而起到护肤、养颜、祛斑作用。

贴心小叮咛

珍珠粉熬粥并不适合所有女性，由于珍珠粉性寒，寒性体质的人服食，可能会导致消化不良、腹泻、四肢发冷、面色蜡黄等寒邪伤正的症状。另外，结石症患者也不适合服用珍珠粉粥。

防皱抗衰

延缓衰老、少长皱纹一直是人们的梦想，每个人都希望自己可以青春永驻、容颜不老，但是衰老和皱纹是自然的规律，我们无法避免，但是我们可以通过饮食、运动让衰老迟些到来。

中医对抗衰老早有认识，《黄帝内经》中就有抗衰老的精辟论述："上古之人，其知道者，法于阴阳，和于术数，食饮有节，起居有常，不妄作劳，故能形与神俱，而尽终其天年，度百岁乃去。"这里说的其中一个重点就是食饮，李时珍说过"饮食者，人之命脉"，饮食不仅能养命保命，吃对饮食更能令我们延缓衰老。

雪蛤粥

原料：

雪蛤 25 克，粳米 10 克，冰糖 20 克。

做法：

1. 雪蛤用温水泡发回软。

2. 粳米洗净后浸泡 30 分钟，捞出，下入锅中加适量清水，大火煮沸后改小火煮 30 分钟，再下雪蛤煮 10 分钟，加冰糖煮化后搅匀即可。

雪蛤是生长于东北长白山林区的一种珍贵蛙种，由于它冬天在雪地下冬眠 100 多天，故称"雪蛤"。严冬酷寒的自然环境造就了雪蛤极强的生命力，所以，雪蛤有自然界"生命力之冠"的美称。

中医认为，雪蛤具有滋补强身、抗疲劳、抗衰老的功效。现代科学研究发现，雪蛤经充分溶胀后释放出的胶原蛋白质、氨基酸及核酸等物质可促进皮肤组织的新陈代谢，防止皮肤褐色素沉淀，使肌肤光洁细腻，从而起到嫩肤美容、延缓衰老的作用。

 松子仁粥

原料：

松子仁 10 克，粳米 100 克，冰糖 10 克。

做法：

将松子仁、粳米洗净，放入锅中，加适量水，用大火煮沸，后改为小火煮约 30 分钟，加入冰糖煮化后搅匀即可。

松子仁粥是韩国的一道传统粥品，在古代的朝鲜宫廷非常流行吃松子仁粥。它的主材松子仁含蛋白质、脂肪（大部分为油酸、亚油酸）等，可以养阴、息风、润肺、滑肠。《本草经疏》载其："味甘补血，血气充足，则五脏自润，发自不饥，故能延年，轻身不老。"

据现代医学研究，松子含有人体必需的多种营养素，如蛋白质、脂肪、碳水化合物、多种维生素和微量元素等。松子中的脂肪成分是油酸、亚油酸等不饱和脂肪酸，有软化血管及防治动脉硬化的作用，因此，中老年人常食松子可防胆固醇增高而引起的心血管疾患。

松子与补中益气的粳米共煮成粥，调以冰糖，有补中益气、养阴等功效，常食能延年、泽肤、养发。此粥可润肠增液、滑肠通便，对妇女产后便秘有较好的辅助疗效。

 兔肉粥

原料：

兔肉 50 克，粳米 100 克，水发香菇 50 克，盐、胡椒、猪油、葱姜末各少许。

做法：

1. 粳米淘洗干净，用冷水浸泡半小时，捞出，沥干水分。

2. 兔肉整理干净，切丁，葱姜腌制，香菇同样处理，切丁。

3. 锅中加入约 1000 毫升冷水，将粳米放入，用旺火烧沸后加入兔肉、香菇丁、盐、猪油、葱末、姜末，改用小火慢慢熬煮。

4. 待粥浓稠时调入味精、胡椒粉，即可盛出食用。

兔肉性味甘、凉，入肝、大肠经，有补中益气的功效。《本草纲目》言其"补中益气，主治热气湿痹，止渴健脾。凉血，解热毒，利大肠"，《名医别录》中说它"主补中益气"。千万别小看这补中益气，气血是生化之源，补中益气是抗衰老的重要方法。据现代营养分析表明，兔肉富含蛋白质、脂肪、麦芽糖、葡萄糖、硫、钾、磷、钠等，蛋白质含量高于牛肉、羊肉和猪肉，而脂肪含量则大大低于猪肉、羊肉，是一种高蛋白、低脂肪、低胆固醇的肉食，因而有"美容肉"之称。兔肉煮粥后女性食用，既不发胖，又能补中益气、滋阴养颜，是理想的滋补养颜粥品。

护眼明目

许多人上班用电脑，下班看电视、看手机，眼睛长期不辞劳苦地工作着。结果，眼睛疲劳、视力下降，还有的患上了干眼症。

许多人只知"用眼"，却不知"养眼"，忽略了"心灵之窗"的养护。中医理论认为，肝开窍于目，眼睛与全身脏腑经络关系密切，除了在日常生活中让眼睛充分休息外，饮食也应适当补充富含维生素 A 的食物，如红萝卜、海藻、绿色蔬菜、鱼肝油、动物肝脏等，因维生素 A 缺乏时易引起视觉障碍、眼睛疲劳、眼屎多、角膜红肿等症。

也可以适当服用六味地黄丸、枸杞子、菊花等有养阴滋肝明目功效的中药来调理，对改善视力衰退、眼睛疲劳等症大有助益。

乌鸡肝粥

原料：

乌鸡肝 1 个，豆豉 10 克，粳米 100 克，盐适量。

做法：

1. 将乌鸡肝洗净切小粒；豆豉煎汁，弃豆豉滤汁备用。

2. 粳米洗净，入锅加水，用大火煮沸后改为小火，待粥快熟时加入乌鸡肝，再煮 10 分钟，加盐调味即可。

此粥出自《寿亲养老新书》，原方为"治老人肝脏风虚，眼暗：乌雄鸡肝一具，切碎，以豉和米作羹粥食之。"中医认为，乌鸡肝性微温，味甘苦，具有补肝血、明目的功效。现代医学研究发现，乌鸡肝中维生素 A 的含量远远超过奶、蛋、肉、鱼等食品，具有维持正常生长和生殖机能的作用，且能保护眼睛，维持正常视力，防止眼睛干涩、疲劳，贫血和常在电脑前工作的人可以多喝一点儿乌鸡肝粥。

 菊花粥

原料：

红枣 50 克，粳米 100 克，菊花 15 克，赤砂糖 20 克。

做法：

1. 粳米洗净，放入清水内浸泡待用；红枣洗净放入温水中泡软；菊花洗净控水待用。

2. 在锅内放入粳米及泡米水、红枣，大火煮沸后改小火慢慢熬至粥熟，放入菊花瓣略煮，再放入冰糖煮化即可。

红枣菊花粥具有健脾补血、清肝明目之效，其中的红枣可以补气养血，菊花有疏风、清热、明目、解毒等作用，红枣和菊花合用可以令肌肤美艳、眼睛明亮。

和菊花最有渊源的就是慈禧太后了，她一生爱菊，常以菊花代茶饮，并用菊花桑叶水煎后净面洗目和浸泡双足。晚年，她每日必服一味补品，就是御医张仲元为她拟的"菊花延龄膏"。慈禧太后尤其喜欢以菊花入肴，用厚瓣菊花和鸽子肉做成小饺子或菊花火锅，长年食用，所以即使到了晚年，慈禧太后仍容颜秀美、眼神明亮。

羊肝粥

原料：

羊肝50克，粳米100克，葱、姜、盐、花椒粉各少许。

做法：

1. 将羊肝冲洗干净，切成薄片；粳米淘洗干净。

2. 锅中加适量清水，放入粳米，煮至粥将成时加入羊肝、葱、姜、盐，再煮5分钟，最后撒上胡椒粉即成。

这道粥的味道非常鲜美，老少皆宜。羊肝味甘、苦，性凉，入肝经，有益血、补肝、明目的作用。中医认为，肝开窍于目，且食肝可"以脏补脏，以形治形"，煮粥服食，对肝虚目暗、视物昏花、视力下降、眼目干涩等都有辅助治疗作用。《本草纲目》中就说它有"补肝虚明目"之效。最难得的是羊肝脂肪较少，多摄入也不会导致肥胖，常用眼睛的人可以多吃一点儿。

消脂减肥

肥胖是指体内脂肪堆积过多或分布异常，体重增加。早在《黄帝内经》中就有对肥胖的详细记载，如在《黄帝内经·灵枢·卫气失常篇》中就有："何以度知其肥瘦？人有肥、有膏、有肉。膏者，多气而皮纵缓，故能纵腹垂腴。肉者，身体容大。脂者，其身收小。"把肥胖之人分为肥人、膏人、肉人三种类型。肥胖现在并不单单是美观的问题，还会导致多种疾病的发生，影响健康。

肥胖的根源，除了遗传，多在饮食，就是吃得太多而又疏于运动，从而导致脂肪堆积。

 西瓜皮粥

原料：

西瓜皮50克，粳米100克，虾皮5克，盐适量。

做法：

1.西瓜皮去翠衣、红瓤，洗净，切成小丁，虾皮清洗干净，切碎备用。

2.粳米淘洗后放入砂锅，加适量清水，大火煮沸后改小火煮粥。

3.粥将成时加入虾皮煮5分钟，最后加入西瓜皮丁、盐再煮2分钟即可。

这道粥清淡爽口，非常适合暑热食用，粳米通便养胃；西瓜皮，中医称之为"西瓜翠衣"，味甘、淡，性凉，归心、胃、膀胱经，具有清凉消暑、解渴利尿的功效，因为西瓜皮含糖量不多，热量低，非常适合减肥人群食用。

苹果粥

原料：

苹果、粳米各 100 克，白糖适量。

做法：

1. 将苹果去皮，洗净，切块。

2. 粳米淘净，放入锅中，加清水适量煮沸后，放入苹果块，煮至粥熟时下白糖略煮即成。

这款粥非常清甜，有生津润肺、开胃消食的功效。中医认为，苹果性味甘、酸、凉、入脾、胃、肺经，有生津润肺、除烦解暑、开胃醒酒、除湿止泻的作用，《随息居饮食谱》言其"润肺悦心，生津开胃，醒酒"。从现代营养学角度看，苹果主要含碳水化合物、苹果酸、枸橼酸、鞣酸等，可解除忧郁、减轻压抑、滋润皮肤、保护血管。特别是苹果所含的果胶，能降低血液中胆固醇浓度，防止脂肪积聚，很适合减肥的人食用。这道苹果粥可以每天食用。

消除疲劳

中医很早以前就非常重视人身体的疲劳现象，根据不同情况，还有不同的称谓，如疲乏、无力、倦怠、脱力、五劳、七绝等。

中医认为，人的整个生命活动全赖于元气，元气禀赋于先天而滋养于后天，是人体能量的源泉。元气虚弱，就会使人体的各项功能处于低迷而抑制状态，这就是产生疲劳的根本原因。所以我们要将元气补充回来抗击疲劳。

 人参小米粥

原料：

小米 50 克，鸡蛋 1 个（取蛋清），人参 10 克。

做法：

1.将人参加水，用小火煎煮 10 分钟。

2.小米洗净，倒入人参及药汁，再加适量清水共煮粥，将熟时下鸡蛋清煮凝固即可。

人参小米粥清淡适口，非常适合职场及中老年人食用。古装电视剧里面，动不动就有妃子给操劳国事的皇帝送去参汤，借以邀宠。先不说故事情节，送的参汤倒是非常对路的。我们前面说过，人参大补元气，什么是元气，中医里讲究人的身体里有几个影响全局的气，比如肺有肺气、心有心气、脾有脾气，属于脏腑的气。而元气可了不得，相当于人体所有生命能量的来源，如果元气不足，整个身体状态都会处于一种疲弱的状态。现代我们说的"疲劳"，用中医的专业名词就叫"神疲乏力，气短懒言"。在中药里，能大补元气、去除疲劳效果最好的，非人参莫属。所以喝人参粥对于补气补虚、抗疲劳是非常合适的。

芦笋粥

原料：

粳米 100 克，芦笋 150 克，盐少许。

做法：

1. 将芦笋择洗干净，切成小段。

2. 粳米淘洗干净，用冷水浸泡半小时，捞出沥干水分，锅中加入约 1000 毫升冷水，将粳米放入，用大火煮沸。

3. 放入芦笋段，改用小火熬煮，待米粥浓稠时调入盐，搅匀即可。

芦笋粥有特有的清甜味道，口感柔脆，有增加食欲、帮助消化、消除疲劳的效果。中医认为，芦笋性微温，味苦甘，具有补气、利小便、润肺等功效。芦笋在欧洲被称为"蔬菜之王"，它味香酥脆，清爽可口，是西餐中常用蔬菜，营养价值很高，除含有丰富的维生素、矿物质、蛋白质外，还含有多种氨基酸成分。研究发现，芦笋中的组织蛋白和天门冬酰胺等成分，能促使细胞正常生长，消除疲劳，降血压，并对癌细胞有一定的抑制作用。

鳗鱼粥

原料：

粳米 100 克，新鲜鳗鱼 1 条，葱段、姜片、料酒、盐各适量。

做法：

1.将鳗鱼宰杀，用热水略烫，去黏液、内脏，洗净备用。

2.锅中加入冷水，放入鳗鱼，加葱段、姜片、料酒煮至鳗鱼熟烂，捞出拆肉去骨放入碗内，鱼汤去葱姜留用。

3.粳米洗净，用冷水浸泡半小时，捞出，沥干水分。

4.另取一锅加入适量冷水，煮沸后加入粳米、鱼汤，煮至粥将成时加入鱼肉，加盐调味，略煮即成。

用新鲜的鳗鱼做粥，美味健康，经常食用能让人迅速恢复体力，气色红润，皮肤充满弹性。

鳗鱼是一种分布在热带或温带地区水域外形像蛇的鱼类，具有养血补虚、祛湿、抗疲劳的功效，但在中国人的餐桌上并不多见鳗鱼，而在我们的邻国日本，鳗鱼和寿司却成为一种美食文化。日本人在冬天习惯吃香喷喷的烤鳗鱼饭来驱走严寒，保持精力，因为鳗鱼的营养成分比鲈鱼、鸡肉、牛肉等高得多，维生素、矿物质和微量元素含量更是陆上动物所不能相比的。而且科学研究表明，鳗鱼富含不饱和脂肪酸和 DHA（俗称"脑黄金"），不仅可以降低血脂、抗动脉硬化、抗血栓，还能为大脑补充必要的营养素。

抗辐射

前几年日本核泄漏辐射，中国闹起了"盐荒"，就像一场闹剧。其实与其担心远远的日本核泄漏，不如搜罗一下日常生活中一直潜伏在我们身边的辐射来源——电脑屏幕、手机、微波炉、电吹风，甚至装潢材料都会产生辐射。

细数起来，辐射无处不在，不过，正常环境下，这些辐射对身体的危害是很小的，可以忽略不计。然而如果长期处于这样的环境中，还是会导致头晕、记忆力减退、失眠、健忘、食欲下降等症状。要避免辐射，一方面要尽量少使用辐射产品，另一方面，也可以从饮食上来预防，吃点儿有防辐射作用的食物。

除了电子辐射，太阳也是很大的一个辐射源，而且太阳辐射时刻存在，我们却关注得很少，平时多吃点儿抗辐射食物，对延缓辐射造成的皮肤衰老等也是很有益处的。

 绿茶粥

原料：

绿茶10克，粳米50克，白糖或盐适量。

做法：

1.锅中加水烧开，放入绿茶，小火煮3分钟后捞出2/3绿茶。

2.将粳米洗净放入茶汤中浸泡30分钟，然后用小火慢慢煮粥，粥成后撒入少许盐或白糖，搅拌均匀即可。

绿茶粥在《保生集要》中被称之为"茗粥"，禅味十足，以浓煎入粥，主要作用是化痰消食。

其实绿茶粥还有防辐射的作用，因为绿茶含有的酚类化合物和儿茶素，能够捕获自由基，并能够通过激活体内具有抗氧化能力的酶的活性来抵御辐射。此外，绿茶中的茶黄素和茶褐素还可以减少辐射对身体引起的氧化作用，从而降低身体损伤。

 紫菜瘦肉粥

原料：

紫菜 3 克，猪肉 50 克，粳米 100 克，葱花、盐、香油各少许。

做法：

1. 将紫菜洗净，猪肉切细末，粳米淘洗干净。

2. 将粳米放入锅中，加适量清水，大火煮沸后放入猪肉末、紫菜煮粥，粥成后放入葱花，淋入香油，搅匀即可。

紫菜瘦肉粥是一道家常粥品，瘦肉味香，具有补肾养血、滋阴润燥的功效，配以清香滑嫩的紫菜，浓香爽口，热乎乎喝上一碗，胃暖暖的，别提多舒服了。

紫菜瘦肉粥不但味美，它还有抗辐射的功效。这是因为紫菜含有大量的碘，碘是一种重要的微量元素，能增强机体免疫功能，保护人体健康。

海带粥

原料：

干海带30克，粳米100克，陈皮1片，盐、香油各少许。

做法：

1.将海带浸透，洗净，切丝；粳米、陈皮（浸软）洗净。

2.把全部用料放入开水锅中，大火煮开后，用小火煲成粥，调味即可。也可使用高压锅煲，这样味道更好。

海带粥味道咸美，有清热解暑、解毒生津、养颜减肥、抗击辐射的功效。

海带是紫菜的近亲，含碘量很高。海带的提取物海带多糖能减少制免疫细胞的凋亡率而具有抗辐射作用，因此海带可以说是放射性物质的克星。此外，海带还是人体内的"清洁剂"，它是一种碱性食物，可使身体处于弱碱性的状态。海带中含有的胶质有一种黏附作用，可以把体内的辐射性物质黏附出来排出体外，它还具有修复受损肌肤的功能。

贴心小叮咛

脾胃虚寒者、甲亢病人忌食海带粥。

由于污染，海带中很可能含有有毒物质砷，所以烹制前应先用清水浸泡两三个小时，中间换一两次水。

增强免疫力

免疫力是人体自身的防御机制，具有识别和消灭外来侵入的任何异物（病毒、细菌等），处理衰老、损伤、死亡、变性的自身细胞，以及识别和处理体内突变细胞和病毒感染细胞的能力。

人体的免疫力大多取决于遗传基因，但是饮食、睡眠、运动、情绪等因素也很重要，其中饮食具有相对决定性的影响力。

目前公认的能提升免疫力的食物为多糖类，研究发现，大型食用真菌富含植物多糖，有助提升机体免疫，所以可以多吃菌类，如香菇、木耳、灵芝，以及银耳、竹荪等。当然，不是说短时间内大量地吃就能提高免疫力，要长期坚持摄入才有效。

免疫力，在中医看来，就是人体的正气，菌类在维护人体正气方面确有独特的作用。比如中药里面常用的灵芝就是很好的扶正良药，自古至今都被视为补气延年的珍品。

 灵芝粥

原料：

灵芝 10 克，粳米 100 克，白糖适量。

做法：

将灵芝洗净，加清水适量，浸泡 5~10 分钟后，水煎取汁。

倒入洗净的粳米，再加适量清水煮粥，加白糖调味即可。

灵芝粥有养心安神、补益气血、止咳平喘的功效。也可将灵芝研细，每次取药末 3~5 克，待粥熟时调入粥中服食，每日 1 剂。

灵芝是一味上好的中药。中医认为，灵芝性味甘、微苦、温，入心、脾、肺、肝、肾经，有养心安神、补气养血、止咳平喘之功，《本草纲目》言其"明目益精"。《神农本草经》里也说其"赤芝，益心气，补中，增智慧，不忘，久食轻身不老延年"。现代药理研究表明，灵芝能增强中枢神经系统功能，强心，改善血液循环，增强心肌营养性血供，降低心肌耗氧量和耗糖量，增强心肌及肌体对缺氧的耐受力，降压降脂，护肝，并可增强机体免疫功能。

免疫力低下的人常喝灵芝粥是很好的，而且它的性味平和，四季可食，不受时令限制。

香菇牛肉粥

原料：

粳米 50 克，鲜香菇 3 朵，牛肉 30 克，姜 2 片，香葱末、盐各适量。

做法：

1. 将香菇去梗洗净，挤干水分后切丝；牛肉洗净切丝；粳米淘洗干净。

2. 将香菇、牛肉、姜片、粳米共放锅内，加水适量，大火煮沸后改小火煮至肉烂米熟。加葱末、盐搅匀略煮即可。

香菇牛肉粥制作简单，口味咸鲜，男女老少皆宜。香菇属高蛋白低脂肪食物，含有丰富的蛋白质、矿物质及微量元素，特别是人体必需的氨基酸含量很高，能够提高人体免疫机能。

第六章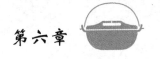

防病祛病的调养粥

古代医家主张在用药治疗的同时，饮食营养亦须及时保证，以恢复正气，增强其抗病能力，这就是以药入粥的原理。

良药苦口，而以药入粥，通过于各种药材与食物的调配及烹调，制成美味可口的药粥，既保持了药物疗效，又可达到防病治病的目的。

偏头痛

偏头痛是一种常见的非器质性头痛，头痛大多偏于一侧。疲劳、受凉、生气、紧张、受惊等都可成为引发偏头痛的诱因，属于棘手病。最出名的代表患者就是曹操，还惹出了历史上最著名的医患纠纷，杀了华佗。

偏头痛又被称为"头风"，是由感染风邪所致。头部是人的最高点，我们常说"高处不胜寒"，头部是最易受到风邪侵袭的部位。

曹操长年征战，得不到很好的休息，过于疲劳，加之他本身就是"欲望过多、思虑过盛"的性格，脾气暴躁，易伤肝脾，所以很容易被邪风侵袭。在《三国演义》里华佗对偏头痛的分析非常精辟："此近难济，恒事攻治，可延岁月。"意思就是短时间内很难治好，长期治疗也只是缓解疼痛，缓解一天是一天。数千年后的今天，对于偏头痛，依然还是没有什么特效药物。

虽然没有什么特效药物，我们可以通过饮食来缓解，下面介绍两款适合偏头痛的粥。

 天麻猪脑粥

原料：

天麻 10 克，猪脑 1 个，粳米 100 克。

做法：

将以上原料加清水适量，煮成稀粥，加盐调味即可。

这道粥出自《四川中药志》："治偏正头风，猪脑髓、天麻蒸汤服。"熬出来的粥味美鲜香，有祛风、镇痛的功效，非常适合偏头痛患者食用。

粥里的天麻是一种昂贵的药材，具有安神补脑的功效，很多名医治疗高血压、头痛的时候都会用到天麻；在中医里有以脑补脑的说法，认为吃了动物的脑或者和脑形似的食物，能补充相应的营养，这虽然没什么科学道理，但猪脑中确实含有丰富的蛋白质和脂肪，的确有益脑髓、补虚劳、镇惊安神的功效。

不过，需要注意的是，猪脑中胆固醇含量较高，患有高血压、冠心病、胆囊炎的人应该谨慎食用。

桑菊豆豉粥

原料：

桑叶 10 克，甘菊花 15 克，豆豉 15 克，粳米 100 克。

做法：

1. 将桑叶、甘菊花、豆豉水煎取汁。

2. 将粳米洗净，放入砂锅，加适量清水煮粥，粥将成时加入药汁，稍煮即成。

这道粥具有疏风清热、清肝明目的功效，非常适合风寒所致的偏头痛者服用。

桑叶、甘菊花和豆豉都能够疏散风热，我们上面说偏头痛是由风邪入侵所致，而桑叶正是那能让风轻云散之物；甘菊花味苦，甘香，能够消除莫名紧张，明目护肝，缓解偏头痛；豆豉本来是调味品，入药则有疏风、解表、清热的功效。三者共煮成粥，味道咸甜，风味独特。

高血压

一些人尤其是中老年人偶尔会有头痛、恶心的毛病，还不能久蹲，否则就晕倒，有人觉得头痛就吃止疼药，其实这很可能是高血压所致，只是症状还不严重。

高血压是指在静息状态下动脉收缩压或者舒张压高于正常的范围，中医把它归结为"眩晕""肝阳上亢"等范畴。

防治高血压首先要改变不良饮食习惯，限制钠盐摄入，每日钠的摄入量逐渐降至 5 克左右（约相当于盐 13 克），适当增加钾、钙、镁和优质蛋白质的摄入；其次是要改变不合理的膳食结构，防止超重和肥胖，肥胖者应减肥、戒烟酒；再次是注意休息，劳逸结合，避免长期从事体力劳动和紧张工作；最后要适当进行体育锻炼和体力劳动。

对于长期从事脑力劳动的人而言，参加体育锻炼和体力劳动能解除精神紧张，调节生活，对防治高血压有重要意义。慢跑、步行、骑自行车、游泳、做体操等各种形式的活动都可以，但应以循序渐进、逐渐增加运动量为原则。

 钩藤粥

原料：

钩藤 10 克，粳米 100 克。

做法：

1.将钩藤择净，放入锅中，加清水适量，浸泡 5~10 分钟后，水煎取汁。

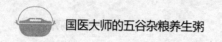
2.粳米洗净，加适量水煮粥，粥将成时，加入钩藤汁略煮即可。

钩藤粥特别适合胸肋疼痛、心情烦闷的高血压患者。钩藤始载于《别录》，记载其微寒，入肝、心包经。关于钩藤为什么能治疗高血压，《本草纲目》一语点破："钩藤，手足厥阴药也，惊痫眩晕，皆肝风相火之病，钩藤通心包于肝木，风静火熄，则诸症自除。"

高血压病虽是富贵病，但也不是现代人独有的，《红楼梦》里的薛姨妈就是患有高血压病的人。薛家豪富，饮食多膏粱厚味，糟鹅掌、炸鸭骨头下酒，养得薛氏兄妹既肥且白。饮食过油腻，血压自然会上升。而且薛姨妈经常替薛蟠担惊上火，又娶了夏金桂"河东狮"，整日家宅不宁。有一回夏金桂借酒和薛姨妈大闹，气得薛姨妈浑身乱颤，左肋疼得厉害，明显就是血压过高、肝阳上亢的表现。于是薛宝钗先叫人买了几钱钩藤，浓浓地煎了一碗，薛姨妈吃了睡过一觉，肝气才降下来。

 野菊山药粥

原料：

野菊花10克，鲜山药100克，粳米100克，蜂蜜30克。

做法：

1.将野菊洗净，山药去皮洗净切片。

2.粳米淘洗干净后和山药一起下锅，加适量清水煮粥。

3.待粥将熟时，放入菊花，略煮后出锅，晾至温热后调入蜂蜜食用。

这道野菊山药粥具有清风明目、补虚降压的功效，适用于各型高血压，尤其适合脾胃虚弱者食用。

粳米和山药一边调补脾胃一边中和野菊的药性，起到调和的效果。野菊花味苦，辛，性微寒，归肺、肝经，宋代景焕在《牧竖闲谈》中说"真菊延龄，野菊泄人"，这个"泄"字用得绝妙，有清热解毒、疏风平肝之意。毛泽东的诗词"战地黄花分外香"则点出了野菊花辛香通窍的特性。气滞难行血，所以血压居高不下，而野菊花通窍行气、平肝降热，所以有很好的降压作用。

正因为野菊花有助于降低血压，并能改善高血压病人头痛、头胀、失眠等症状，一些用于高血压病的成药都用了野菊花。如珍菊降压片，就用的是野菊花膏粉，并配以双氢氯噻嗪和芦丁。但是双氢氯噻嗪这类的药物非常容易引起电解质紊乱、高糖血症、高尿酸血症等，所以高血压患者在积极治疗的同时，不妨喝一点儿野菊山药粥。

茄子粥

原料：

茄子、肉末各50克，粳米100克，葱姜、盐、油、黄酒各适量。

做法：

1.将茄子洗净、切丝，用沸水焯一下，沥水备用。

2.炒锅置火上，加油烧热，葱姜煸炒出香味，加肉末、黄酒炒至肉熟，然后下茄子翻炒片刻出锅。

3.粳米洗净，加水煮粥，粥将成时，放入茄子丝、肉末、盐搅匀，略煮即成。

这道粥香咸软烂，非常适合患有高血压的老年人食用。茄子味甘性凉，入脾、胃、大肠经，具有清热止血、消肿止痛的功效。

现代研究发现，茄子含有蛋白质、脂肪、碳水化合物、维生素，以及钙、磷、铁等多种营养成分。特别是维生素 P 的含量很高，每 100 克中即含维生素 P 750 毫克。维生素 P 能使血管壁保持弹性和生理功能，保护心血管、抗坏血酸，这种物质能增强人体细胞间的黏着力，增强毛细血管的弹性，减低毛细血管的脆性及渗透性，防止微血管破裂出血，使心血管保持正常的功能，防止硬化和破裂，所以经常吃些茄子粥有助于防治高血压、冠心病、动脉硬化等症。

当然，茄子有助于降血压，也不能过量吃。前些年，有所谓"养生大师"宣称生吃茄子可以养生降血压，这是非常危险的。因为生茄子中含有茄碱，人摄取过量会引起中毒。所以养生是一门学问，一定要科学适度，不能偏听偏信，更不能追求新奇。

 豆腐粥

原料：

豆腐 150 克，粳米 100 克，调味品适量。

做法：

1.豆腐洗净，切成小块待用。

2.粳米淘净，放入锅中，加清水适量，浸泡 5 分钟后，小火煮粥到黏稠，下豆腐煮 5 分钟，调味即可。

对于轻度的高血压，我们可以吃一点儿豆腐粥调理。豆腐性凉味甘，有清热润燥、生津止渴、清洁肠胃的功能。

现代研究证明，豆腐可增加血液中铁的含量，有利于人体血压的稳定。此外，高血压最怕的就是胆固醇，而豆腐不含胆固醇，所以可以常吃。

冠心病

冠心病一直是老百姓非常关注的疾病，过去人们认为冠心病是老年病，然而近年来越来越多的年轻人也患上了冠心病，这和当今人们所处的社会环境、生活方式有密切的联系。

要注意的是，电视剧里经常有某人发病，捂着心脏倒下去了的场景，其实冠心病绝对不会这样"教条"地犯病，牙痛，甚至嗓子疼都会是发作的症状。中老年人出现牙痛、嗓子疼、肩膀疼这类症状的时候，一定要及时到医院检查，以免耽误了病情。

冠心病人最怕的就是吃得过饱，很多心脑血管疾病都是饱餐后发生的。在正常情况下，胃肠道的血管极其丰富，进食后，因消化与吸收的需要，心脏必须输出大量血液给胃肠。这样一来就增加了心脏的负担，使心脏自身的血液循环处于相对缺血状态，提高冠心病突发的可能。所以冠心病患者尽量食用质地柔软、易消化的食物，每餐只吃八分饱，等饿了以后再补充吃一点儿食物，这样可以让胃里一直有一些食物，满足身体需要。下面介绍几款防止冠心病的粥。

 薤白粥

原料：

薤白 20 克、粳米 100 克。

做法：

薤白洗净切段；粳米洗净，加水煮粥，半熟时加入薤白段，继续煮至粥成即可。

别看这粥简单，它可是源自于《食医心镜》《圣惠》等著名医书，有宽胸行气止痛的效果，非常适合冠心病胸闷不适的患者。

东汉的时候有一位名医叫董奉，他遇到过一个特殊的病例，当地一私塾里的学生告诉董奉，传授自己知识的私塾先生独居寡欢患了病，常感到"胸部憋闷、疼痛、心慌、气短、喘息"，董奉了解了这些情况后，让学生带着先生来看病。

但当学生带着先生去看病的时候，董奉却借故不在家，只命人端给先生一碗汤，让其喝下便回去，下次再来。来回几次，董奉始终没有现身。学生很生气，觉得董奉耍弄他们，没有想到先生身体慢慢好了，原先胸闷疼痛的现象次数少了。

董奉给先生服的汤其实是一个食疗方子，方中有一味治疗胸痹非常好的药，就是薤白。

有人会问这是何方神圣，字如此生僻拗口，其实它就是乡间的野蒜。薤白入药由来已久，在东汉著名医学家张仲景所著的《伤寒杂病论》中，治疗胸痹心痛的著名方剂"栝蒌薤白白酒汤"中，就是以薤白为主药的，对冠心病胸痛颇有效验。中医认为，薤白性味辛、苦、温，入肺、胃、大肠经，有通阳散结，行气导滞之功，为治疗胸痹心痛的要药。所以冠心病患者多食一些薤白粥，能够预防或降低发病率。

 合肉稀饭

原料：

羊肉30克，牛肉30克，狗肉30克，鹿肉30克，猪肉15克，粳米100克，葱、姜、盐各少许。

做法：

1. 将以上肉洗净切小块，焯水后待用。

2. 粳米洗净，加水煮粥，大火煮沸后，加入肉块、葱、姜，再沸后改小火煮至粥成，最后加盐调味即可。

这道粥味道丰富鲜美，有温阳行气、益气和血的作用。冠心病患者都属于心血不足、气滞血瘀，而粥里的五味肉品，在中医里都被称为"血肉有情之品"，狗肉、羊肉、牛肉性温，大补阳气，阳和则血和，阳通则血气通。而这款粥和我们平时食用的粥的不同之处在于添加了鹿肉。中医认为，鹿肉味甘性温，属于纯阳之物，最能益气血、补虚羸，清朝宫廷内的人经常吃鹿肉火锅或者烤鹿肉来进补。冠心病患者可以食用此粥，补血养心效果极好。

 丹参粥

原料：

丹参10克，粳米100克，白糖适量。

做法：

1. 将丹参择净，放入锅内，加清水适量，浸泡5~10分钟后，水煎取汁。

2. 粳米洗净，加适量水及丹参汁煮粥，粥熟后加白糖调味即可。

丹参粥味道微苦，所以用白糖调味。这道粥有活血化瘀、养血安神的功效，非常适合冠心病患者服用。

中医认为，丹参性味苦、微寒，入心、心包、肝经，有活血化瘀、凉血消痈、养血安神之功。药理研究表明，丹参含丹参酮、丹参醇、丹参素、维生素E等，能扩张冠状动脉和周围血管，增加冠脉血流量；减慢心率，改善心肌收缩力和微循环，降低血压。现代常用于心脑血管病的治疗，如复方丹参注射液、丹参注射液、复方丹参滴丸、复方丹参片等，疗效甚佳，正如《本草纲目》所言，它能"活血，通心包络"。煮粥服食，对冠心病有缓解和预防的作用。

糖尿病

糖尿病在中医上称之为"消渴证"，病因与肥胖有关，糖尿病人多数很瘦，当然也有肥胖者，食量惊人，一个人能吃两个人的饭，非常能喝水，多数糖尿病患者嘴里常常散发出一股烂苹果的味道。

糖尿病是一种以慢性血葡萄糖水平增高为特征的代谢病群。总的特点就是血糖过高、糖尿、多尿、多饮、多食、消瘦、疲乏。世界上最早确认和治疗糖尿病的医生是中国唐代名医王焘。王焘的父亲口渴难忍，饮量大增，身上多疖疮，小便有水果味，他结合《古今条验》一书中指出的"消渴病者小便似麸片甜"，于是亲口尝其父的小便，果然是甜的。于是就针对消渴病制订了治疗方案，辅以调整饮食，使父亲的病情得到了控制。他把这些经验写进了《外台秘要》一书。

糖尿病不独是现代人的专利，古代人糖尿病也是常有的，像《三国演义》里的董卓，很有可能就是得了糖尿病。我们知道肥胖者极易得糖尿病，董卓常年生活在西北苦寒之地，喜食烧烤的肉类，没事就歌舞狂欢，体形一定是偏胖的。而且史书记载，他的性格反差很大，原来是行侠仗义，后来却变得非常凶悍残忍，这很可能就是因为糖尿病人体液失调引起的情绪改变导致的。在《三国演义》里，董卓看见吕布调戏貂蝉，抢过方天画戟就刺，一刺不中，反累得气喘吁吁，这恐怕已经是二期糖尿病人体弱的征象了。据说董卓死后，被曝尸东市，守尸吏把点燃的捻子插入董卓的肚脐眼中，点起了"天灯"。因为董卓肥胖脂厚，所以"光明达曙，如是积日"，还引来苍蝇和蜜蜂。由此可以看出，董卓其实已经病入膏肓，即使没有被吕布所杀，也命不久矣。

粥类非常适合养生，但唯独对糖尿病人，一定要注意，我听过很多医生告诉病人："得了糖尿病就不要喝粥了。"这种说法，既对也不对，糖尿病人血糖控制不好的时候，就不能喝粥。最好不要喝白粥，这是因为喝白粥后血糖会快速上升，胰岛素水平迅速升高，白粥消化速度快，血糖水平又很快下降，人又重归饥饿，这对控制血糖非常不利。除了白米粥，其他粥类如皮蛋瘦肉粥、生滚鱼片粥等，都是白米做的，升糖作用也非常强。

在血糖控制平稳的情况下，可以喝一些粥类，但是熬粥的原材料一定要有选择。下面，我们就介绍几款适合糖尿病人食用的粥。

 冬瓜薏米粥

原料：

冬瓜1块，薏米50克，姜2片，葱花、盐各少许。

做法：

1.薏米洗净，用清水浸泡至发软；冬瓜去皮，切块。

2.锅里加适量冷水，放入薏米、姜片，大火烧开，改小火煮20分钟后加入冬瓜块，再煮10分钟，调入盐、葱花即可。

薏米性味甘淡微寒，是补肺健脾、利尿去湿的食药两用之品，现在药理研究表明，薏米的有效成分薏苡仁多糖有一定的降糖作用，可抑制肝糖原分解、肌糖原酵解，抑制糖异生，从而达到降低血糖水平的目的，防治糖尿病并发症的发生。

而粥里的冬瓜性寒，能养胃生津、清降胃火。据现代研究，因为冬瓜几乎不含脂肪，它含有葫芦巴碱和丙醇二酸，前者对人体新陈代谢有独特作用，后者能阻止体内脂肪堆积，有效地阻止糖类转化为脂肪。冬瓜含钠量低而含钾量高，并含维生素 C，所以冬瓜能利尿、降低血糖，是糖尿病人理想食物。

这道粥味道清淡，完全不会出现血糖负担，很适合糖尿病人食用。

 苦瓜绿豆粥

原料：

苦瓜 1 根，绿豆 50 克，陈皮 15 克。

做法：

1. 将苦瓜洗净，剥开去瓤，切片；绿豆用清水浸透，洗净沥干水。

2. 在瓦煲内加入适量清水，先用大火煲至水开，加入苦瓜、绿豆、陈皮煲至水开，然后改用小火继续煲至绿豆粥成即可。

这是一道味道特别清香、消暑下火、适合夏天饮用的清爽粥品，也非常适合糖尿病人服用。

历代医家很重视苦瓜的药用保健价值，认为苦瓜性味苦，寒，入心、肝、肺三经，可消暑涤热、解毒、明目。《泉州草本》中记载，苦瓜"主治烦热消渴引饮，风热赤眼，中暑下痢"，"热"和"渴"都属于糖尿病的典型中医描述。现代药理研究发现并证实，苦瓜的确具有降低血糖的作用，给正常的以及患四氧嘧啶性糖尿病的家兔灌服苦瓜浆汁后，可使血糖明显降低。

熬制苦瓜绿豆粥的时候，时间一定不要太长。虽然绿豆没有升糖的作用，但是粥里含的水分多，比米饭和馒头更容易消化，也会使血糖升高得更快。再者，绿豆里的淀粉含量虽小，且不溶于水，但经过长时间加热，淀粉也会溶解释放出来，升高血糖。

 玉米须黑豆粥

原料：

玉米须 60 克，黑豆 30 克。

做法：

1.将玉米须洗净，煮半个小时，去须留汁。

2.用其汁液煮黑豆，待豆烂粥成即可。

玉米须虽不起眼，但却是一味良药，它还有一个别名叫玉麦须玉，性味甘而平，能利尿消肿，平肝利胆。单煮玉米须被称为"龙须汤"，有宽中健胃、利水的功效。在《岭南采药录》中记载："玉米须和猪肉煎汤治糖尿病。"玉米须就相当于人的须发，髓精上荣于发，玉米的精髓都在这看似不起眼的玉米须中，其性平和，能解热毒、润燥，将体内多余的糖毒随尿液排出体外。据现代科学证明，玉米须发酵剂对实验动物糖尿病有明显的降血糖作用，且对糖尿性高血压也有改善作用。

黑豆更是好东西，在多部医学古籍如《肘后方》《普济方》里治疗消渴，都用黑豆作为君药。黑豆的血糖生成指数很低，一顿米饭和馒头的血糖指数，

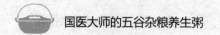

是同等黑豆的 5 倍，所以以黑豆、玉米须熬粥，非常适合糖尿病人食用。

葛根粥

原料：

葛根 30 克，红豆 50 克，生姜 5 片，粳米 100 克。

做法：

1.葛根用水煎汤，去渣取汁。

2.粳米洗净，加葛根汁及适量清水煮粥即可。

葛根对糖尿病有非常好的治疗效果，因为消渴症主要的致病原因是火燥生渴，所以控制住饥渴是治疗的关键，故而清热润燥、养阴生津就成了治此病的原则。李时珍在《本草纲目》中记载，葛根味甘、辛、性平，无毒，主治消渴、大热，起阴气，解诸毒。肺受燥热所伤，津液不能输布而直趋下行，随小便排出体外，所以才会出现口渴。而葛根药性生发，能清散阳气，肺燥是热里的实毒，其清解毒，鼓舞机体的正气上升，顺风推舟，津液布行，津液充足，所以能够抑制口渴，调整全身津液，减轻症状。

这道粥的味道有些苦，可以适当配以木糖醇调味。

 贴心小叮咛

　　唐代孙思邈在《千金方》里指出："治之愈否，在于病者，其所慎者有三：一饮酒，二房事，三咸食及面。能慎此者，虽不服药而自可灭也，不知此者，纵有金丹无救。"非常精辟地指出糖尿病的重点，在于患者自身的饮食节制，如果管不住嘴，就是大罗神仙拿着仙丹也无救。所以一定要注意饮食的合理摄入。

高脂血症

高脂血症通常是指空腹时血浆中的胆固醇、甘油三酯的含量高于正常或血浆中高密度脂蛋白的含量低于正常。

中医虽无高脂血症病名，但对其实质的认识却源远流长，在《黄帝内经》中已有类似的记载，《黄帝内经·素问·通评虚实论》中说："甘肥贵人，则高粱之疾也。"高脂血症的临床表现大致属于中医的"痰湿""浊阻""胸痹""眩晕""心悸""肥胖""中风"等范畴，与肝、脾、肾三脏关系密切。

高脂血症的治疗应以控制饮食，加强体育锻炼为主，再配合中医药治疗效果较好。此外，要注意精神调摄，保持情绪稳定、精神愉快，做到七情平和，防怒，少思虑，勿伤神，就能使血液流通，痰浊难生。

 红曲粥

原料：

红曲米 30 克，粳米 100 克。

做法：

1. 将粳米、红曲米分别用清水淘洗干净。

2. 锅内放适量清水，下入粳米，大火煮沸后加入红曲米，用小火煮至粥熟米黏即可食用。

红曲米是以籼稻、粳稻、糯米等稻米为原料，用红曲霉菌发酵而成的，外皮呈紫红色，内心红色，微有酸味，味淡，它对蛋白质有很强的着色力，因此常常作为食品染色色素。在酱油没有发明之前，它有上色增香的作用，我们平时吃的灌肠、腐乳、樱桃肉里都有红曲，在超市或农贸市场都可以买到。

明代李时珍在《本草纲目》中评价红米说"此乃人窥造化之巧者也""奇药也"。在许多古代中药典籍中都记载红曲具有活血化瘀、健脾消食等功效，用于治疗食积饱胀、产后恶露不净、瘀滞腹痛和跌打损伤等症。现代科学研究发现，红曲具有非常强大的降低总胆固醇、降低低密度脂蛋白、降低血清甘油三酯等功效，被誉为最有前途的降脂物质，所以高脂血症患者喝一点儿红曲粥来降脂，没有任何副作用。

蘑菇燕麦粥

原料：

鲜蘑200克，燕麦片50克，油菜心100克，葱、姜、盐、油、胡椒粉、鸡汤各适量。

做法：

1.将鲜蘑菇、油菜心洗净，切成丁。

2.锅置火上，放入油烧热，下葱、姜片煸出香味，再下入鲜蘑菇炒片刻，倒入鸡汤炖3分钟，再倒入500克开水，加盐调味。

3.汤开后撒入燕麦片，煮3～5分钟后，把油菜心放入锅内，粥沸后离火，盛入碗内食用。

这道蘑菇燕麦粥味美香浓，非常适合高脂血症患者食用。因为高脂血症是胆固醇、甘油三酯的含量高于正常，而富含植物固醇的燕麦是公认的降血脂能手，它能够帮助我们清理动脉血管。吸收胆固醇的渠道就像马路一样，植物固醇的摄入占了马路较多位置，自然就竞争性地抑制了对胆固醇的吸收。而粥里的另一道主材蘑菇也是天然的保健食物，不仅营养价值丰富，而且还有防癌、降压、降脂的功效。

姜黄海带粥

原料：

姜黄 3 克，水发海带 50 克，粳米 100 克。

做法：

1.将姜黄入锅，加水适量煎煮 10 分钟，取汁；海带洗净切细丝。

2.粳米洗净，加水、海带丝及药汁共煮粥，粥煮好后加少许盐调味即可食用。

这道粥咸香适口。姜黄是一味中药，性温味辛苦，归脾、肝经，能破血行气、通经止痛，所含的姜黄素有明显降低血浆总胆固醇和甘油三酯的作用，可抗动脉硬化、抗衰老；而海带软坚散结，含有大量的不饱和脂肪酸和食物纤维，能清除附着在血管壁上的胆固醇，促进胆固醇的排泄。

姜黄和海带搭配，一破一散，对降低顽固的胆固醇和甘油三酯有非常好的效果，常食此粥既能降低血脂血压，还能有效预防动脉硬化。此粥每周可食用 2 次。

脂肪肝

因暴食、喝酒、不爱运动、饮食不规律等不良生活习惯，患脂肪肝的人越来越多，且胖人尤为多见。

中医认为，脂肪肝属于积证。正如《黄帝内经》中所说"肝之积，曰肥气"，故也称之为"肥气病"，认为是体内肥脂之气过多地蓄积于肝脏，导致肝脏功能失调、疏泄不利等一系列病症。

肝积并非大病，可经药物治疗或节食、运动等措施而自行缓解。但若拖延不治，积久则会变生大病，须引起足够重视。

治疗和预防脂肪肝，饮食方面，要坚持以植物性食物为主、动物性食物为辅，能量来源以粮食为主的原则。要纠正不良饮食习惯，一旦三餐定时定量，早餐要吃饱，中餐要吃好，晚餐大半饱，避免饮食过量、进零食、吃夜宵等不良习惯，忌食蔗糖、果糖。必须限制盐，并适量饮水。

脂肪肝是可逆性疾病，最宜食疗，可以多吃山楂、荷叶、甲鱼、豆类、韭菜、茄子、丝瓜、苋菜、芥菜、红萝卜、葡萄及鸭梨等食物，这些食物有阻止肝脏脂肪升高或胆固醇升高的作用；甲硫氨基酸丰富的食物，如小米、莜麦面、芝麻、菠菜、菜花、甜菜头、干贝、淡菜等，可促进体内磷脂合成，协助肝细胞内脂肪的转变，对预防脂肪肝有好处。另外降脂食物，如燕麦、玉米、海带、大蒜、洋葱、番薯、牛奶、苹果、菇类、花菜、向日葵籽、无花果、柠檬等均宜常吃。

党参茯苓白扁豆粥

原料：

党参、茯苓各 10 克，白扁豆 20 克，粳米 100 克。

做法：

1.将党参、茯苓洗净，与白扁豆同入锅中，加水（煮粥的水量）煎煮 30 分钟。

2.加入淘净的粳米，大火煮沸后改小火煮至粥成即可。

患脂肪肝者多为胖人，罪魁祸首就是痰湿。痰湿会随气到处流窜，停留在肝脏，便会形成脂肪肝；滞留于腰间，就是将军肚、水桶腰；泛溢于肌肤、肌肉，肌肉中被水液充满，面部、四肢也会水肿、臃肿。所以痰湿严重的人，往往看上去十分肥胖。

如何化解痰湿呢？就得从脾入手，古代打仗时，人们讲究先控制对方的粮草。官渡之战中，曹操兵力并不敌袁绍，但曹操一把火下去，将袁绍放在乌巢的粮草悉数烧光，令袁绍大败而归。而我们从脾上着手，就好比是从粮草上打主意，从源头上断绝敌人的粮草，粮草不足，敌人就没有精力作战了。

这道粥里的三种食材都是健脾利湿之物。党参味甘，性平，归脾、肺经，质润气和，具有健脾补肺、益气养血的功效；茯苓被称为"四时神药"，味甘淡，性平，入药具有利水渗湿、益脾和胃、宁心安神之功用；现代医学研究发现，茯苓能增强机体免疫功能，茯苓多糖有明显的抗肿瘤及保肝脏作用；而白扁豆更是健脾祛湿良药。三者共煮成粥，健脾利湿作用明显而无副作用，非常适合脂肪肝患者食用。

山楂薏米粥

原料：

山楂（干）30克，薏米100克，冰糖适量。

做法：

1. 薏米淘洗干净，浸泡1个小时；山楂洗净。

2. 将薏米入锅，加水大火煮沸后转小火慢煮20分钟。

3. 加入洗好的山楂干，一起煮至薏米黏稠即可。

这道粥酸酸甜甜，非常可口。很多中医在推荐养肝去脂食物的时候，都会提到山楂，中医记载其"尤消肉食"，一个"消"字道尽了山楂消脂功能的强大，它含有熊果酸，能降低动物脂肪在血管壁、肝脏的沉积，促进胆固醇的转化。薏米，味甘淡，性微寒，有利水消肿、健脾去湿、清热排脓等功效，脂肪肝患者食用，再合适不过。

芹菜胡萝卜粥

原料：

粳米100克，胡萝卜1根，芹菜1根，盐少许。

做法：

1. 把粳米淘洗干净，用清水浸泡1个小时；胡萝卜去皮，切小块，用果汁机打碎；芹菜洗净，切碎。

2. 将浸泡好的粳米放入锅里，加入适量清水，大火烧开后加入胡萝卜泥和芹菜末，改为小火慢煮。

3. 粥成后加适量盐调味即可。

　　唐代的孙思邈对脂肪肝的治疗提出了非常正确的方向："厨膳勿使脯内过盈，常令俭约为佳。"就是说饮食要以植物性食物为主，尽量不要食用过多肉类。

　　这道粥里的芹菜和胡萝卜都属于养肝护肝的蔬菜，胡萝卜性微温，入肺、胃经，有健脾养胃、化痰清热、利湿顺气、消肿散瘀、解毒止痛的功效。现代研究发现，胡萝卜中含有大量的生物钾，钾进入血液后，能将血液中的油脂乳化，同时能有效地溶解沉积在肝脏里的脂肪，并将这些体内垃圾排出体外，达到降脂、"清洁"血管、增加血管弹性、改善微循环的效果。

　　芹菜含多种氨基酸、挥发油、水芹素等，具有保护肝脏的作用，不仅降血压和去脂，还能预防动脉硬化。

贫血

　　中医里面没有"贫血"这个词，贫血大致可归为"血虚"一类的，主要是由于失血过多或生血不足两大原因造成。

　　贫血最明显的症状就是头昏眼花、四肢乏力、心慌气短、性欲减低。很多贫血的人脸色发黄，唇色苍白，皮肤粗糙，头发没有光泽，甚至不用做血液检查，一看就能看出来。

　　普通的贫血是可以通过饮食和保养来改善的，贫血的人平时多吃一些绿色蔬菜和含铁量高的食物，如蛋黄、牛肉、肝、肾、海带、豆类等；少饮茶，茶叶中的鞣酸会阻碍身体对铁质的吸收。使用传统的铁锅煎炒食物，锅与铲之间的摩擦会产生许多微小的碎屑，在加热过程中，铁可溶于食物之中，故铁锅是一种很好的补血器皿。另外，贫血者最好多吃一些含维生素 C 的食物，因为维生素 C 可促进人体对食物中的铁离子吸收。

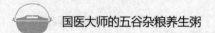

中医认为，血是水谷经过气的作用转化而成的，血与气的关系密切，不仅血的生成与气有关，而且血的运行也需要气的推动，因而补血也需要兼顾补气。贫血患者保持心情愉快可使气血畅通。

 人参当归鸽肉粥

原料：

粳米50克，白乳鸽1只，人参15克，当归20克，枣30克，姜、盐各适量。

做法：

1. 将乳鸽去内脏、脚爪，切块，焯水。

2. 人参、当归洗净切片，将乳鸽块和药材放入炖盅里，加沸水慢火炖2个小时。

3. 粳米洗净，另入锅加水，大火煮沸后转小火，煮至黏稠后将炖好的乳鸽和汤放入粥中，加盐调味即可。

这道粥适合气血两虚、头晕目眩、体虚食少的贫血患者。前面说过，人参补气、当归补血，两者同用，能使脾旺而恢复其"摄血"的功能。

老话说"一鸽胜九鸡"，鸽肉营养丰富，味美滋阴，能够防治各种疾病，中医认为它有补肝益肾、益血补气、清热解毒、生津止渴的功效。《本草纲目》中记载："鸽羽色众多，唯白色可入药。"这是因为白鸽的繁殖力强，雌雄交配繁密，故被视为扶助阳气强身的妙品。这道粥以白鸽为主材，既能益血养肝，还能使汤味香浓可口，缓和人参、当归微苦的口感。

瘦肉黑米粥

原料：

瘦肉80克，黑米100克，芹菜10克，盐、胡椒粉各适量。

做法：

1.将黑米淘洗干净，提前浸泡一夜；猪肉、芹菜洗净，切丁。

2.瘦肉丁入油锅煸炒后，放入适量清水（煮粥的水量），放入黑米，大火煮沸后改成小火，粥将成时放入芹菜丁煮2分钟，最后加入少许盐、胡椒粉搅拌均匀即可。

这道粥鲜香适口，瘦肉性平、味甘，具有润肠胃、生津液、补肾气、补虚强身、丰肌泽肤的功效。而黑米又被称为"补血米"，古医书记载黑米有"滋阴补肾，健身暖胃，明目活血""清肝润肠""滑湿益精、补肺缓筋"等功效，可入药入膳，对头昏目眩、贫血白发疗效尤佳，长期食用可延年益寿。

黑米最大的优点得益于它的"黑"，这是因为它外部皮层中含有花青素、叶绿素和黄酮类的植物化学物，这些物质与硒、胡萝卜素等一样都具有很强的抗氧化性，能活血补血。

 红枣木耳粥

原料：

糯米100克，阿胶15克，红枣10枚，黑木耳10克。

做法：

1. 将黑木耳放入碗中，加适量温水浸泡，待其膨胀后捞出，用清水洗净。

2. 阿胶捣碎，红枣去核。

3. 将黑木耳、红枣及糯米一起放入锅中，加适量清水，大火煮沸后改小火熬粥。待粥煮熟后，放入阿胶煮化搅匀即可。

阿胶具有止血、补血及滋阴润燥作用，经常食用可提高体内红细胞及血红蛋白的含量，维持及促进骨髓造血功能；红枣内含有多种微量元素，如蛋白质、胡萝卜素、B 族维生素及维生素 C、钙、磷、铁等。这些营养元素 (尤其是铁及维生素) 可维持毛细血管壁的完整性，起到补中益气、养血安神作用；黑木耳是含铁量最高的食物之一，有益气补血、止血及活血的作用。

此粥适用于头晕及血虚者。经常食用，可补充一定量的铁以满足机体代谢需求，还可为血红蛋白提供充足原料，改善造血功能，使贫血症状得以改善。

失眠

失眠不仅是指睡不着觉，入睡困难、多梦、早醒等睡眠质量不高的现象都属于失眠。一般来说，成年人每天睡眠时间为 7 ~ 8 小时为宜。就寝后半个小时不能入睡，易于惊醒，晚上觉醒时间超过半小时，睡眠持续时间少于正常范围，醒得过早，有上述一种表现且起床后有困乏、头脑不清，甚至有头疼、头晕等现象，而且持续时间较长，影响工作和生活的，就是失眠。

失眠对人体的伤害主要是精神上的，一般不会致命。但长期失眠会使人脾气暴躁，攻击性强，记忆力减退，注意力不集中，精神疲劳。

西医是靠安定类药物来催眠，一些人觉得安定多服点儿没关系，久而久之与安定就成了好朋友。其实，长期使用可形成药物依赖，甚至成瘾。还可造成肝肾功能衰竭，产生耐药性，引起精神障碍，诱发其他疾病等。

轻微的失眠，我们可以通过饮食调养的方法缓解，下面介绍几款缓解失眠的粥。

 远志粥

原料：

桂圆肉、远志各 10 克，粳米 80 克，冰糖少许。

做法：

1. 将远志择净，放入锅中，用冷水浸泡 30 分钟后，水煎取汁。

2. 粳米洗净，与桂圆肉一同入锅，加水煮粥，待粥熟时调入远志汁、冰糖，再煮 2 分钟即成。

这道粥能滋补肝肾、养心安神，很适合失眠心烦、产后抑郁、神情恍惚者食用，可每天服用 1 次。

桂圆我们前面介绍过，有滋补气血、安神养心的功效。另一种主材远志我们不常见，其性味辛、苦、微温，最开始记载在《神农本草经》上，被列为上品，有"主咳逆伤中，补不足，除邪气，利九窍，益智慧，耳目聪明，不忘，强志倍力"之功效。《药性论》里面说远志"治健忘，安魂魄，令人不迷"。远志最妙之处在于安心，心安自然能睡着。

《红楼梦》里"慧紫鹃情情辞忙莽玉"里面，紫鹃谎称林妹妹要"家去"，结果唬得宝玉"迷了心窍"，失了神志。贾母给他吃的祛邪守灵丹和开窍通神散里面就有远志的成分。如果有人像范进一样，突然大喜大悲迷了心窍，来不及找药就医，一碗远志粥灌下去，也能很快恢复神智。只可惜范进身边没有懂医理的人，白白挨了胡屠户的一个嘴巴。

合欢黄花菜小麦粥

原料：

粳米 100 克，浮小麦 30 克，干黄花菜 30 克，合欢皮、百合各 15 克，云苓 12 克，郁金 10 克，红枣 6 枚，盐适量。

做法： 1.将浮小麦、合欢皮、郁金用纱布包起来，用 1000 毫升水浸泡后，小火煎取药汁。

2.红枣去核，云苓、百合洗净，黄花菜洗净泡开，切小段。

2.粳米洗净，同药汁、红枣、云苓、百合、黄花菜一起放入砂锅内（药汁若不够多，可以适当再加些水），大火煮沸后改小火煲 2 个小时，加入适量盐调味即可。

这道粥出自嵇康的《养生论》，名字非常富有古代禅意，叫作合欢萱草汤。萱草就是我们现在吃的黄花菜，而粥里的合欢皮是合欢树的干燥树皮，名字出自《本草纲目拾遗》。合欢皮性味甘、平，有解郁、安眠、宁心、消痈肿等功效，中医认为，劳倦思虑太过伤及心脾，伤于心则血暗耗，伤脾则纳少，二者导致血亏虚，不能营养于心，心失所养，则心神不安，夜不能寐。而合欢皮入心、脾二经，甘温平补，能开达五神，消除五志，心气和缓，则神明安。

提到定神安眠的食材，很容易联想到上文说的远志，合欢皮熬粥和远志熬粥有什么不同呢？远志味苦、性温，入心、肺、肾经，强志益精，多用于痰迷神昏，惊悸、失眠、健忘等症状，而合欢皮入心、脾二经，较远志轻灵温和，即使身子较弱的人也可以服用。而且它的药性比较平和，气缓力微，需要长时间服用才有效果。

 酸枣仁粥

原料：

酸枣仁 15 克，小米 50 克，水适量。

做法：

1. 小米淘洗干净后用清水浸泡一会，酸枣仁用清水冲洗干净待用。

2. 把酸枣仁放入锅中，加水，煮酸枣仁汤，煮 5 分钟后加入浸泡好的小米，大火煮沸后改用小火，煮至粥熟即可。

这道粥从张仲景的《金匮要略》中演化而来，原文说："虚劳虚烦不得眠，酸枣仁汤主之。"

在中医里治疗失眠，运用最多的一味中药就是酸枣仁。最妙的是，酸枣仁药性非常温和，连林黛玉都拿它滋阴养血，补心安神。熟悉《红楼梦》的朋友会问，黛玉也没有吃过酸枣仁啊，其实，她吃的天王补心丹里的主要成分，就是酸枣仁，酸枣仁性平养肝。

有人会问，睡不着和肝有什么关系呢？中医认为，肝藏魂，内寄相火，肝

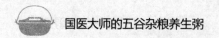

血虚则魂不安，虚火扰心则神不宁。所以肝虚也会导致心悸失眠，这个时候喝点儿酸枣仁粥，是再合适不过的。

口腔溃疡

口腔溃疡俗称"口疮"，不受年龄限制，任何年纪都可发病，是发生在口腔黏膜上的表浅性溃疡，大小可从米粒至黄豆大小、成圆形或卵圆形，吃了稍微刺激的食物就会引起疼痛。

口腔溃疡虽生于口，但与内脏有密切关系。一般一至两个星期可以自愈，但也有可能反复发作。平常应注意保持口腔清洁，常用淡盐水漱口，戒除烟酒，生活起居有规律，保证充足的睡眠。饮食清淡，多吃蔬菜水果，少食辛辣、厚味的刺激性食品，保持大便通畅，以减少口疮发生的机会。

下面我们介绍几款缓解口腔溃疡的粥。

 莲藕排骨粥

原料：

猪排骨 300 克，莲藕 50 克，粳米 50 克，小米 30 克，盐、料酒、葱、姜各适量。

做法：

1. 粳米、小米分别淘净。

2.将猪排骨洗净，剁成段，放锅中加入清水，放料酒、姜片，大火烧开，捞出排骨冲去浮沫。

3.莲藕洗净，去皮，切块，用淡盐水浸泡10分钟左右。

4.将猪排骨、莲藕、粳米、小米一同放入锅中，加入足量清水，炖至排骨酥烂、米汤黏稠，加盐调味即可。

这道粥酥烂香浓，我们上面说到中医治疗口腔溃疡，一般用泻火解毒、清利湿热的治法。藕味甘性寒，有清热生津、除暑热、凉血止血、润肺止咳等作用，其中含有大量的维生素C和丰富的维生素K，可以促进溃疡面的恢复，富含的膳食纤维还有润肠通便、滋阴清热、清胃降火之功效，对治疗口腔溃疡也有一定作用。同时，藕中含有的B族维生素和微量元素铁、锌、叶酸等，能够促进溃疡口腔黏膜上皮的修复。

 珠玉二宝粥

原料：

鲜山药60克，薏苡仁60克，柿霜饼2个。

做法：

1.将柿霜饼切碎，鲜山药去皮切丁，薏苡仁用清水浸泡2小时以上。

2.将山药、薏苡仁放锅中，加适量水，大火煮沸后改小火熬煮至熟。

3.将柿霜饼倒入粥锅内搅匀，小火继续煮5分钟即可。

这道粥味道清淡，有清补脾肺、甘润益阴的功效。因为山药、薏米和柿霜饼都被切成了碎丁，不会对口腔溃疡产生疼痛刺激性，可以放心食用。

柿霜就是柿饼上的白霜，它细腻，味甘，性凉，入心、肺经，能清热、润燥、化痰，李时珍称其"乃柿中精液，入肺病上焦药尤佳"。柿霜对肺热痰咳、喉痛咽干、口舌生疮、吐血、咯血、痔疮出血等症均有显著疗效。

如果是轻度口腔溃疡，坚持喝粥一个星期，即可治愈。山药、薏米、柿霜饼味道清甜，也可作为小儿日常膳食，防治口腔溃疡。

 西瓜粥

原料：

西瓜皮50克，西瓜瓤100克，粳米100克，玉米粒少许，冰糖适量。

做法：

1.西瓜皮刮去硬皮，切丁；西瓜瓤切成小块。

2.粳米、玉米粒淘洗干净，与西瓜皮丁一并放入锅中，加适量水煮粥。

3.待粥软硬适度（不必太黏）时，下入西瓜瓤和冰糖搅匀，煮沸即可。

这道粥既可趁温热食用，又可放入冰箱冰镇食用，冰镇后红白相间、颜色鲜艳，瓜皮还会有椰果的口感，非常适合口腔溃疡患者食用。

西瓜有"天然白虎汤"之称，其性味甘寒，能清热解暑，除烦止渴，利小便，为夏季热盛伤津时服用的常备水果。《本草纲目》谓其能"疗喉痹，宽中下气，利小水，治血痢，解酒毒"。喉痹，就是咽喉肿痛、发炎一类的，也包括我们所说的口腔溃疡。

西瓜皮功效和西瓜基本相同，我们用的中成药西瓜霜就是西瓜皮和皮硝混合成的白色结晶。西瓜皮有个很好听的名字："西瓜翠衣"，是一味很好的中药，性寒、味甘，归心、胃、膀胱经，最能清热解毒、生津止渴。有一副对联里写道"世人坐北朝南西瓜皮向东甩"，实在有点儿暴殄天物。口腔溃疡其实就是有火，西瓜皮性寒，清凉循经上行，能化去热火，燥热一平，口腔溃疡自然就消除了。

感冒

感冒指外感风寒等外邪或因时令不正而致病。《医理真传》卷一记载："夫病而曰外感者，病邪由外而入内也。外者何？风寒暑湿燥火六淫之气也。"临床以恶风寒、喷嚏、鼻塞、流涕、头痛、全身酸楚等症为多见，或有发热，或有咳嗽，或见咽痒、咽痛。感冒有风热感冒、风寒感冒、暑热感冒、时行感冒等。

好多人都不喜欢感冒，头痛、鼻塞、打喷嚏，好不痛苦，不过中国有句老话说得好，"塞翁失马，焉知非福"，感冒也是如此。偶尔小小感冒一次，流点儿鼻涕，打个喷嚏，可以让肺得到一次清理和历练。这一点注意观察就会得到验证：每当我们感冒一次后，近期便不会感冒了，要隔很长一段时间才会感冒。用西医的话说，就是产生了抗体。而在中医上讲，就是上次感冒的时候将身体内的邪气和污浊给排出去了。肺部经此一役，得到了锻炼，抵御邪气的能力就增强了。

生姜粥

原料:

生姜20克,粳米100克,葱白2根。

做法:

1. 将生姜、葱白择净,切成末备用。

2. 粳米淘净,放入锅中,加清水适量煮粥,待熟时调入葱白、姜末,再煮2分钟即成。

这道粥有发汗解表、温肺止咳的功效,适用于风寒感冒等症。在中医看来,所有的感冒都是外邪袭表、肺气失宣所致。什么意思呢,就是说外面的邪气攻陷人体的表层肌肤,挡住了人体与外界交流的通道,产生了诸如头痛、恶心等一系列症状,外邪并非只有一种,可能是寒,也有可能是热,还有可能是湿。风与寒相合,成了风寒;风与热相合,成了风热。所以对付不同的外邪,需要采取不同的措施。

风寒引起的,关键就是出点儿汗,把肌肤表层寒气驱逐出境就可以了。生姜味辛微温,辛能散风,温能驱寒,所以姜练就了一身解表散寒的好功夫,我们喝了姜粥后会发汗,然后身体就会感觉轻快许多,这就是因为姜汤有强大的辛温发散功效,如秋风扫落叶一般毫不留情,把邪气和汗一起逼出体外,或使身体内正邪相抵,所以疾病很快就能消除。所以感冒的时候先别着急拿药,先喝一点儿姜粥,既治标又治本,效果远远好过西药。此粥可以每天食用1~2次,连续3~5天。

需要注意的是,姜有干姜和生姜之分。干姜皮老肉厚,性热味辛,入脾经,这正应了"老要轻狂少要稳"的俗语,它的作用以温中为主,主要治疗胸满咳逆上气,止血养胃;生姜才是我们治疗风寒感冒的真正主角,它的辛味充足,极适合担当祛除风邪的急先锋，所以风寒感冒一般用生姜入粥。

 薄荷粥

> **原料：**
>
> 薄荷叶10克，粳米100克，冰糖适量。
>
> **做法：**
>
> 1.将鲜薄荷叶去杂质及老、黄叶片，用清水洗净，沥干水备用。
>
> 2.粳米洗净，放锅内加水适量，大火煮沸后改用小火慢煮，待米烂粥稠时，倒入薄荷叶及适量冰糖，煮至冰糖融化，搅匀即成。

我们一感冒，就会想到喝姜茶，但有的时候却越喝越严重，为什么会出现这种情况呢？因生姜是辛温的食物，能发汗解表、理肺通气，但若果遇到的是风热感冒，反而会助长邪热，很容易越喝越严重。

风热感冒和风寒感冒不同，它多发生在春季，老话说的"春捂秋冻"是非常有科学依据的，春季冷暖失调，风热相兼，很容易趁机侵入人体，造成风热感冒。如果有风热感冒，可以喝一点儿薄荷粥。

薄荷是一味药材，性辛味凉，入肺、肝经，它性凉而清，专攻于肝肺，辛能发散其风，凉能清利其热，古人曾有云："薄荷能去骨蒸之热。"热从骨缝中透出，由此可见薄荷清凉祛热的功效，对于区区风热，更是不在话下了。

服下薄荷粥和姜粥完全不同，姜粥透发的是热汗，大汗淋漓后身体马上就会轻快许多，而薄荷粥透出的是凉汗，薄薄的一点儿，可就是这薄汗，却是病愈的关键。所以我们遇到感冒，首先要判断自己是风热感冒还是风寒感冒，然

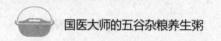

后再对症治疗，切不可不管不顾，乱吃一气，使感冒加重。

香薷扁豆粥

原料：

香薷5克，白扁豆20克，白糖少许。

做法：

将香薷、白扁豆捣碎，放入保温杯中，用沸水冲泡，盖上盖子1个小时，加入白糖，待温凉后即可代粥食用。

此粥化自《太平惠民和剂局方》，原为香薷饮。我们民间有冷感冒、热伤风的说法，冷感冒是指风寒感冒和风热感冒，这两种感冒我们在上文说过，热伤风是指暑热感冒。

暑湿感冒是夏季特有的感冒，因为夏天闷热，湿气较大，大家又比较贪凉，吃冷饮、吹空调，结果第二天就头痛起来。《红楼梦》第二十九回描写了这样一个场景：黛玉昨日回家，又中了暑病了，喝的就是香薷饮。

香薷又被称为香茹、香菜，在夏天里可以作为蔬菜食用，味道清香怡人。入药性温味辛，入肺、大肠经，能发汗解暑、祛风解表、透疹消疮，曾被历代医家称为"夏月解表之要药"，有"夏月麻黄"的美称。

为什么香薷能够获此殊荣呢？暑热多中的是贪凉的风寒之邪，患者一般没有寒冷的感觉，就是发热，出汗多但仍不解热。对于这种情况，我们就要用辛温之物解表除寒、祛暑化湿。《本草纲目》给了香薷很高的评价："世医治暑病，以香薷饮为首药。"这可以从紫鹃的话里看出："才吃了药好些。"由此可见，黛玉服用香薷饮后症状已经好转，疗效明显。

粥里加白扁豆能健胃和中，我们经常说"生病要嘴壮"，其实也是有一定道理的。白扁豆能增加感冒者的食欲，愿意进食，身体从食物中吸收了营养，增强免疫力，正气增强了，感冒等外邪也就退让了。

贴心小叮咛

香薷扁豆粥一定要冷服，才能防止服用后出现呕吐。《红楼梦》中黛玉呕吐看起来是因为和宝玉拌嘴所致，其实很可能是因为喝了温热的香薷饮导致的。

咳嗽

咳嗽是呼吸道疾病最常见的一种症状。有人一咳嗽就很紧张，担心咳出肺炎，于是大把大把地吃药，其实这是错误的。咳嗽多来源于肺气不清，失于宣肃。说得再直白一点儿，咳嗽是人体一种保护性防御功能，通过咳嗽，可以排出呼吸道的分泌物或侵入气管内的异物。一咳嗽就吃药，痰出不来，是很难痊愈的。

咳嗽的类型也很多，像有时候仅有咳嗽而无痰的称为干咳，这种干咳可见于多种疾病，切不可用止咳药来解决。

下面针对几种常见咳嗽证型，给大家推荐几款家用调养粥。

荸荠梨子粥

原料：

荸荠 100 克，粳米 50 克，梨 1 个，白糖适量。

做法：

1. 将荸荠洗净去皮，切块；梨洗净，与荸荠一起榨汁备用。

2. 粳米淘净，加清水适量煮粥，待熟时调入荸荠汁、梨汁、白糖，略煮即成。

这道粥清热养阴、生津止渴，非常适合阴虚肺热、咳嗽痰多者服食。

荸荠也称为马蹄，自古就有"地下雪梨"的美誉，在南方更有"江南人参"的称号。《本草再新》言其："清心降火，补肺凉肝，消食化痰，破积滞，利脓血。"中医认为，荸荠性味甘、寒，入肺、胃经，有清热养阴、生津止渴、消积化痰的功效，与梨入粥，对肺热咳嗽效果更佳。

同时，荸荠中所含的磷是根茎类蔬菜中最高的，能促进人体生长发育和维持生理功能，对儿童牙齿骨骼的发育也有很大好处。

杏仁川贝粥

原料：

粳米 100 克，杏仁 10 克，川贝母 6 克，冰糖 10 克。

做法：

1. 杏仁去皮，热水烫透备用；川贝母去泥沙洗净。

2.粳米淘洗干净入锅，加水煮至米软，放入杏仁、川贝母继续煮。

3.粥熟后时放入冰糖，煮至融化后搅匀即可。

这道粥很适合燥热引起的咳嗽患者服用。

川贝因产自四川而得名，是中药里化痰止咳的首选，性味甘、苦、微寒，润肺化痰，多用于肺虚久咳，痰少咽燥等症。《本草汇编》言其"治虚劳咳嗽，吐血咯血，肺痿肺痈，妇人乳痈，痈疽及诸郁之症"。中医认为，脾为生痰之源，肺为贮痰之器，川贝煮粥服食，健脾补肺，能达到化痰止咳的效果。而且药理研究也表明，川贝含有多种生物碱，能扩张支气管平滑肌，减少气管分泌，起到镇咳、祛痰的作用。

贴心小叮咛

有些人在咳嗽时便自己购买川贝煮粥服用，有的人服后病情好转，有的病人却无效，甚至越吃咳得越厉害。这是因为川贝性寒、味苦，能清热润肺、化痰止咳，虽有"止咳化痰圣药"之称，却只适用于热咳。所谓热咳，多为口干、咽痛、痰少、痰黄而黏稠，有的还伴有发热，甚至头痛。若不加辨证，一咳就乱用川贝，会耽误治疗时机，使病情加重。

消化不良

消化不良是指与饮食有关的一系列不适症状。消化不良几乎人人都得过，只不过有的轻有的重。有些人吃了诸如卷心菜、豆类、洋葱或黄瓜等，或喝了酒和含碳酸成分的饮料后，都会发生一种或多种消化不良症状。有些人饮食速度太快、吃得太油腻或吃得太多，以及在焦虑、紧张或抑郁等状态下也可能发生。怀孕妇女、大量吸烟者、便秘者及肥胖者特别容易患消化不良。

在中医里，消化不良归为"胃脘痛""痞满""嘈杂""纳呆""伤食"等范畴，它不仅会使人感觉很不舒服，甚至还会造成肚腹疼痛。虽然不会造成生命危险，但时间长了对身体营养吸收影响是很大的，会让人气血不足，身体羸弱。

有消化不良，我们先不着急用药，可以尝试煮几款粥来缓解。

 麦芽白术粥

原料：

麦芽 22 克，白术 20 克，粳米 50 克。

做法：

1. 将麦芽、白术一起放入锅内加水煎煮，去渣取汁。

2. 粳米洗净，与药汁及适量清水一起煮粥即可。

我们中国有很多有趣的习俗，过年前要祭灶王爷，摆上一碟麦芽糖。麦芽糖是很传统的民间小吃，它的主要原料就是麦芽，一味很常见的中药，是由大麦的成熟果实发芽而成的。李时珍在《本草纲目》里记载：（麦芽）"主食积不消、腹满泄泻、恶心呕吐、食欲缺乏、乳汁郁积、乳房胀等。"麦芽消食的功效非常强大，清朝宫廷里有一道名点叫八珍糕，相传慈禧太后吃多了油腻，脘腹胀满、恶心呕吐，身子懒懒地不想吃药，太医们用茯苓、芡实、白豆、莲子、山药做基础方，上添上麦芽、藕粉，加蜂蜜用水调和做成糕点，慈禧太后吃了几天，病果然好了，可见麦芽消食行气的功效。

有人会问，那单纯喝麦芽粥就好，为什么要在粥里加白术呢？《本草纲目》上说："麦芽、谷芽皆能消导米面诸果食积，但有积者能消化，无积而久服，则消人元气，若久服者，须于白术诸药兼用，则无害。"意思是说经常服用麦芽会消耗人的元气，如果加上白术就减少了副作用。所以消化不良的人可以经常喝此粥。

 焦三仙粥

原料：

神曲、麦芽、山楂各15克，粳米50克，白糖适量。

做法：

1.将神曲、麦芽、山楂入砂锅煎取浓汁，去渣。

2.粳米洗净，与药汁一同煮粥（若药汁不够可加水），最后加白糖调味即可。

这道粥出自《粥谱》，有健脾胃、消食积、散瘀血的功效，多用于食积停滞、腹痛等症。

焦三仙这个名字颇有仙气，我们在中医的处方上能经常看到这味药。其实，它不是一味药而是三味药，即焦麦芽、焦山楂、焦神曲。为什么这三味药经常合用呢？这是因为这三味药均有良好的消积化滞功能，但又有各自不同的特点。焦麦芽有很好的消化作用；焦山楂善于治疗肉类或油腻过多所致的食滞；焦神曲则利于消化米面食物。三药合用，能明显增强消化功能。所以常将三药合用，并称为"焦三仙"。

大多数养生粥可以空腹食用，唯独此粥要放在两餐之间当点心服食，因为它的消化功效太强，空腹服用很容易伤及脾胃。

 ## 白萝卜粥

原料：

白萝卜1个，粳米50克，白糖适量。

做法：

1.把白萝卜、粳米分别洗净。

2.萝卜切片，先煮30分钟，再入粳米同煮（不吃萝卜者可捞出萝卜后再加米），煮至米烂汤稠时，加白糖适量，搅匀即可。

这道粥具有开胸、顺气、健胃的功效，非常适合消化不良的小儿食用，消化不良的人大多有厌食的症状，厌食是脾胃不和，脾气通于口，脾和口能知五味，脾不和口就不知味，所以食欲减退、饮食乏味，继而厌恶进食。

因为厌食脾失健运的能力，胃气不能下行只能上逆，而白萝卜粥是最能顺气的。《本草纲目》称其："蔬中最有利者。""利"字通"痢"，有下滞之意。顺气通痢，打通了瘀滞的脾气，厌食和消化不良也就自然好了。

现代研究认为，白萝卜含芥子油、淀粉酶和粗纤维，具有促进消化、增强食欲、加快胃肠蠕动和止咳化痰的作用。

腹泻

腹泻是一种常见的胃肠道疾病，就是我们老百姓说的"吃坏了肚子"，在古代称之为"泄泻"。古人认为泄和泻是不同的，《赤水玄珠》中说："粪出少，而势缓，为泄，泄漏之谓也；粪大出，而势直下不阻者，为泻，倾泻之谓也。"

在《红楼梦》里贾母就曾患过腹泻，记得原话是这么说的："老太太昨天还说要来着呢，因为晚上看着宝兄弟他们吃桃儿，老人家又嘴馋，吃了有大半个。五更天的时候，就一连起来了两次，早上起来，略觉得身子倦些。"这就是典型的伤食腹泻。

泄泻一年四季均可发生，但是以夏季和秋季较为多见，有人一闹肚子就大把大把地吃止泻药，这犯了两个方向性的错误：其一，泄泻分风寒泻、湿热泻、脾虚泻、肾脾阳虚泄等，导致泄泻原因多种，一味地吃止泻药，很容易使泄泻加重；其二，其实生病并不是坏事，有时候疾病反而能够促进身体健康，出现轻微泄泻，有利于肠道清洁排毒，顺其自然即可，千万不可人为控制，非要来个"拦腰斩断"破坏疾病自身对机体的作用，这样很容易自伤其身。

下面就针对常见的几种腹泻证型，推荐几款食疗粥。

 花椒鸡蛋粥

原料：
干姜5克，花椒3克，粳米100克，鸡蛋1个，盐适量。

做法：

1.将干姜、花椒洗净，姜切成片，以白净的纱布袋盛之。

2.粳米洗净，与药袋一同放入砂锅中，加清水煮沸，30分钟后取出药袋，加少许盐，继续煮至粥成，停火前把鸡蛋打散放入，再煮2分钟即可。

这道粥有暖胃散寒、温中止泻的功效，我们有时候会发现，天冷如果穿得单薄一点儿，不但会感冒，还有可能拉肚子，小便频繁，这种病就叫"寒湿泄泻"。在《黄帝内经·素问·举动论篇》中说得非常客观直接："寒气客于小肠，小肠不得成聚，故后泄腹痛矣。"意思是说，寒邪非常容易损伤人的阳气，如果直入中里，损伤脏腑，则纳运升降失常，造成尿清腹泻。

对待寒湿泄泻，喝一碗花椒粥，就会舒服很多。有人会问，为什么小小的花椒竟然这样神奇？花椒是药食同源的食物之一，亦能入食，也能入药。它性温味辛，归脾、肾、心包经，在中药中属于温里药和除湿药。凡是能温里散寒、治疗寒症的药物都称之为"温里药"。这个不难理解，既然是受了寒邪内侵，引起脏器寒湿，导致腹泻，必须将寒气驱逐出体内，而《黄帝内经》也给出了我们治疗的方向——"寒者温之"，这股寒气并不"单纯"，还夹杂着湿气，所以作为温里药和除湿药的花椒成了去寒湿的最好选择。花椒是历代医家公认的纯阳之物，沾上这两个字，就有一种功效特别神奇的感觉。就连古代皇后所居住的宫殿都是用花椒和泥涂抹的墙壁，被称为"椒房"，温暖芳香。

花椒味辛而麻，气温以热，所以一旦出现寒湿泄泻，先不必吃什么药物，喝点儿花椒粥，就能散寒除湿，让泄泻痊愈。

姜茶乌梅粥

原料：

绿茶5克，生姜10克，乌梅肉30克，粳米50克，红糖适量。

做法：

1.将绿茶、生姜、乌梅肉加水适量煎煮，去渣取汁。

2.粳米洗净，加适量水及药汁煮粥，粥熟时调入红糖搅匀即成。

姜茶乌梅粥具有温中散寒、杀菌止痢的功效，适用于暑热引起的泄泻。

湿热泄泻是腹泻的一种，它是由外邪引起的腹泻，和暑热感冒相似，引起的泄泻症状很特别：腹痛，泻下如水，大有"飞流直下三千尺"之势，泄下之物多呈黄褐色。这种腹泻，非乌梅不可。

乌梅就是腌过的青梅，是制作酸梅汤的首要材料，入药后是一味绝好的药材，性温味酸，入肝、脾、肺、大肠经，能收敛生津、安蛔驱虫。它的酸味恰恰能化去浮热虚火，解去胃肠中的暑热。乌梅还有后续的妙招，它强大的收敛之性担当了止泻重任，性涩，涩有阻挡之意，《红楼梦》里宝玉挨打，口渴后想喝酸梅汤，而袭人想那是个"收敛"的东西，和本文的收敛是一个意思，所以止泻效果非常好。

最奇妙的是，乌梅不仅能去暑湿实证，还能大包大揽治疗情志引起的泄泻，吃甜食可以让人变得心情很好，这道姜茶乌梅粥味道酸甜，喝下去心胸一开，泄泻自然也就止住了。

山药红枣小米粥

原料：

小米 30 克，鲜山药 100 克，红枣 5 枚。

做法：

1. 红枣提前泡软，去核；山药去皮，切成小块。

2. 小米洗净，入锅加清水煮沸，然后加入山药、红枣，再次煮沸后转小火，慢慢熬煮至粥成即可。

我们前面也说过山药粥，主要是用来健脾开胃的，而这款山药红枣小米粥主要治疗脾虚引起的腹泻。这种腹泻反复发作，稍稍吃点儿油腻食物就得频繁跑厕所，有人觉得是胃肠的事儿，大把大把地吃整肠丸，却不见好，这是一种方向性的错误。因为病不在胃肠，而是在脾。脾主运化，脾虚失去运化功效，湿气注入肠道，所进的饮食一股脑出去，就成了泄泻。

这种腹泻不能急于求成，可以每天一碗山药粥来调养，为什么山药能调养脾虚止泄泻呢？因为它味甘而性平，入脾、肾、肺三经，在中医上属于收敛药，李时珍对山药非常推崇，《本草纲目》中记载山药有"健脾补益、滋精固肾，治诸百病，疗五劳七伤"等功效，脾在五行属土，味为甘，而山药正因为味甘而补脾，且山药能收敛涩肠，只要脾虚调养过来，泄泻自然也就会慢慢痊愈。

消化性溃疡泻

消化性溃疡又称胃、十二指肠溃疡。消化性溃疡是一件很难缠的事情，胃痛，嘴里有异味，饿得快，但吃了又不舒服，吃完后会定时疼痛，严重时会有黑便和呕血。

有人会问了，消化性溃疡的病因是什么呢？那就是胃酸分泌过多，胃黏膜、肠黏膜被胃酸"吃掉"了，然后侵蚀到了胃壁、肠壁；当然遗传因素、情绪波动、过度劳累、饮食失调、空腹喝咖啡等，也可能引起消化性溃疡。

胃在中医上地位很高，《医宗必读》明确指出："人身有本，如木之有根，水之有源。先天之本在肾，后天之本在胃。"而这个后天之本极易被消化性溃疡"染指"。

在配合医生治疗的基础上，我们要选择清淡的饮食来补充营养，防治溃疡。饮食之中，粥最养胃。下面介绍几款适合消化性溃疡的粥。

 土豆粥

原料：

新鲜土豆 250 克，蜂蜜适量。

做法：

将土豆洗净，去皮，切碎，入锅加水，煮至土豆成粥状，放入蜂蜜调匀即可。

　　土豆虽是常见食物，我们每天都在吃，但其功效可不简单。中医认为，土豆性味甘、平，入胃、大肠经，有补中益气、健脾和胃、解毒疗疮的功效。《本草纲目拾遗》言其"功能稀痘，小儿熟食，大解痘毒"。《湖南药物志》言其"补中益气，健脾胃"，都说明了土豆调理脾胃的效果。

　　据现代营养分析表明，土豆是少有的高钾蔬菜之一，它除了含有多种营养物质和 15 种营养元素外，其含钾量每百克高达 502 毫克。一个人每天吃 300 克新鲜土豆，就可以补充每人一昼夜所需的维生素 C 的量。此外，土豆还含有丰富的赖氨酸和色氨酸，这是一般食物望尘莫及的。土豆中的纤维素，柔润细嫩，对胃肠黏膜无刺激作用，对胃酸过多的胃炎、胃溃疡及十二指肠球部溃疡有良好的治疗效果。

良姜粥

原料：

高良姜 15 克，粳米 100 克。

做法：

1. 将高良姜打成细粉，粳米淘洗干净。

2. 把粳米放入锅内，加水适量，先用大火煮沸，再用小火煮 40 分钟，下入高良姜末煮沸即成。

　　这道粥有散寒止痛、健脾和胃的功效，非常适合消化性溃疡患者食用。

　　消化器官的黏膜非常柔软娇嫩，溃疡相当于破了一个洞，进食后刺激溃疡面，所以有痛感。而良姜是祛寒湿、温脾胃的中药，可以带走食物的寒湿，促进消化，用自己的辛热温暖脾胃，达到止痛散寒的效果。消化性溃疡患者疼的时候，来上一小碗，效果最好。

鸡蛋壳糯米粥

原料：

鸡蛋壳（连衣）3个，糯米、香油、盐各适量。

做法：

1.蛋壳加水煎煮，去渣取汁。

2.糯米洗净，加水煮粥，最后加入蛋壳汁、香油、盐调匀即成。

这道粥能补中益气、止酸和胃，对治疗消化性溃疡有奇效，适用于老年性消化溃疡等症状。

有人会觉得，鸡蛋壳能吃吗？鸡蛋壳不但能吃，还能制酸、止痛，研末外用可用于外伤止血、固涩收敛。蛋壳研末内服可用于胃溃疡反酸、胃炎疼痛，并对补钙有益。此外，蛋壳内衬的薄皮有滋阴润燥、润肺止咳作用，适合风燥干咳者服用。

乳腺炎

乳腺炎在中医上被称作"乳痈"，一般出现在刚生完孩子的女性，乳房内乳汁淤积、红肿热痛，甚至化脓。

对于乳腺炎，西医治疗很简单，就是多用消炎药，但这种方法治标不治本，只是暂时扑灭了炎症，而对于产生炎症的火毒却没有采取任何针对性措施。一旦西药撤离，火毒反攻，病又复发。

中医对乳腺炎的认识，主要是淤积不畅，产后吃得太好，容易产生胃火，胃火向上行走，走到乳房部位就导致气血凝滞，堵塞乳腺而发生炎症。

出现乳腺炎就要停止哺乳，饮食宜清淡而有营养。多食清凉之品，清除内热，以利于患乳肿块的消散。下面介绍一款缓解乳腺炎的粥。

 蒲公英粥

原料：

蒲公英 30 克（鲜品 90 克），粳米 100 克，白糖少许。

做法：

1.将蒲公英择净，放入砂锅中，加清水适量，浸泡 10 分钟后，水煎取汁。

2.粳米洗净，加蒲公英汁和适量清水煮粥即可。

这款粥能清热解毒，软坚散结，最适合乳腺炎。

《唐本草》中说蒲公英"主妇人乳痈肿"，有人会问，为什么这小小的蒲公英能有如此大的功效呢？蒲公英味苦性寒，花黄属土入胃经，它治疗乳痈用的可是朱元璋的"高筑墙、广积粮"的计策。胃火上窜到乳房引起拥堵，蒲公英入胃后可提振土气，筑起"高墙"截断胃火的来去之路，然后以寒性去热毒，解热凉血。

不过蒲公英药力平缓，泻火之力甚微，必须多用，才能达到除邪扶正的目的，这就是"广积粮"之意。

便秘

便秘就是大便干燥，拉不出来，它不是一种具体的病，而是很复杂的功能问题，一般老年人身体代谢机能差，不喜欢吃粗纤维的食物，很容易得便秘。

便秘可不是小事，它的危害可是很大的。粪块长期滞留肠道，异常发酵，腐败后会产生大量的毒素，会引起皮肤黑黄，体臭口臭；毒素还有可能囤积在小腹，长时间水肿，容易肥胖。最可怕的是，便秘产生的有害毒素，会刺激胃肠黏膜，诱发大肠癌或者乳腺癌；如果高血压患者严重便秘，可使血压上升，造成中风或者猝死。

西医治疗便秘，一般服用促进肠蠕动的药物或者开塞露，这种方法只能维持一时，长时间使用药物，会使胃肠功能更加紊乱，产生依赖反应。而且大量的促排泄药对人体危害很大。

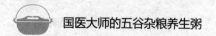

有人会说那我就吃大黄、巴豆这样的中药啊，其实无论是中药还是西药，都有三分毒，并不是中药就绝对安全。明朝有个皇帝叫朱常洛，本来只想治疗便秘，谁知一剂量泻药下去，生生送了命。这也告诫我们药是不能乱吃的。

便秘不在治而在养，我们可以喝点儿粥缓解便秘。

 肉苁蓉粥

原料：

肉苁蓉 15 克，羊肉片 100 克，粳米 50 克，盐少许。

做法：

1.肉苁蓉加水，煎煮 15 分钟，去渣取汁。

2.粳米洗净下锅，加适量水，大火煮沸后改小火煮粥，待粥黏稠时下入肉苁蓉汁和羊肉片，继续煮 5 分钟，加盐调味即可。

这道粥出自《药性论》，有补肾壮阳、润肠通便的功效，适用于阳痿、便秘等病症，也非常适合便秘的老年人服用。

粥里的主材肉苁蓉名字非常奇怪，中药多以草木命名，而独独肉苁蓉冠以"肉"字，由此可见它的珍贵之处。它素有"沙漠人参"的美誉，是补肾壮阳类处方里使用频率较高的名贵药材。有人一听说是补肾药，立刻觉得"劲大"，其实不然，它是补而不峻，所以有"苁蓉"的名号，也就是说它属于平补之物，不容易补过头。它的润肠通便效果就和它的名字"苁蓉"一样，非常柔和，不会伤害身体，煮汁熬粥适用于老年人。

郁李仁粥

原料：

郁李仁 15 克，粳米 50 克。

做法：

1. 将郁李仁捣烂，加水煎取药汁。

2. 粳米洗净，加药汁及适量水煮粥即可。

此粥出自《食医心鉴》，郁李仁是蔷薇科落叶灌木植物郁李的成熟种仁，主产辽宁、河北、内蒙古。煮粥以颗粒饱满、淡黄白色、不出油、无核壳者为佳。据祖国医学文献所载，郁李仁味道"酸甜苦辣"，性平无毒，它的功用是通利二便，专于"攻逐"。金元四大医家之一的李东垣说它："治大肠气滞，燥涩不通。"通俗地讲，就是通大便、利小便。常常用于大便秘结不通、小便不利、水肿胀满，以及肝硬化腹水等病症。

由于郁李仁滑肠通便的作用较强，所以服用郁李仁后，在大便排出前可能有腹痛隐痛，不过用它与粳米煮粥吃，可以缓和药效，减少反应。

菠菜粥

原料：

菠菜、粳米各 100 克，盐少许。

做法：

1. 将菠菜洗净，在沸水中焯一下，切段备用。

2. 粳米洗净入锅，加水适量，熬至粥熟，将菠菜放入粥里略煮，加盐调味即可。

这道粥做法简单，味道也非常清淡，但缓解便秘的效果却是非常好的。它也是有出处的，来源于《本草纲目》，能够滋阴养血、降压、润燥，适用于高血压、老年性便秘等症。

菠菜又名菠棱菜、赤根菜，唐朝《食疗本草》记载菠菜可"利五脏，通肠胃，解酒毒"。从中医的角度来看，菠菜味甘性凉，能润燥养肝、养血止血，起到调节肠胃、疏通便秘的作用。因为菠菜中含有大量的植物纤维，能帮助胃肠道蠕动，并促进胃液和胰腺的分泌，有利于食物消化吸收。特别是进食油腻食物后，菠菜在促进消化和排便的同时，还起到了"去火""除燥"的效果。熬粥食用，能减轻其凉性，对慢性便秘者有一定的调治作用。

骨质疏松

骨质疏松，中医形象地称之为"骨枯"，多常见于老年人，其发病率已经紧随糖尿病、老年痴呆，跃居老年疾病第三位。骨质疏松症最大的危害是易导致骨折，与骨质疏松相关的骨折在老年人中发病率高达 30% 以上。

骨质疏松是怎么回事呢？打一个比方，我们的骨骼原本平滑坚硬，但如果长期补给不良，骨骼上就会慢慢布满蜂窝煤似的小洞，骨质轻而脆，极易折断，就像是"楼脆脆"，说不定哪天在哪个地方就倒掉了。

导致骨质疏松的原因很多，如活动少、锻炼少、接触太阳少、吸烟饮酒、喝过多咖啡、吃肉多、营养不均衡、长期使用激素药物等，都会导致骨质疏松的发生。

骨头生长所需的钙大都要从食物中获取，所以饮食防骨质疏松是非常重要的。下面介绍几款缓解骨质疏松的粥。

猪骨黄豆粥

原料：

猪棒骨 500 克，粳米 100 克，花生 50 克，大葱 20 克，老姜 15 克，香葱末 10 克，胡椒粉、油、盐各少许。

做法：

1. 将粳米淘洗干净；猪棒骨敲碎成小块；大葱切段，姜切片；花生米在热水中浸泡 15 分钟。

2. 把大葱段、姜片和猪棒骨放入锅中，加水大火烧沸，用勺子撇去表面浮沫。改用小火继续炖煮约 60 分钟，待汤色变白时，捞出材料不要，留猪骨汤待用。

3. 在猪骨汤中放入粳米和泡好的花生米，先用大火煮沸，再改小火煮 30 分钟，期间要不时搅动，以免糊底。

4. 在煮好的猪骨粥中调入盐和胡椒粉拌匀，撒上香葱末即可。

这道粥味美非常，很适合骨质疏松的老年人服用。老年人患骨质疏松有两方面的原因，一方面是身体里大量钙的流失，另一方面是年纪大胃口变差，进食少，营养跟不上去。而猪骨花生粥是双管齐下，既能调动老年人的胃口，又能补充骨骼。

猪骨含有丰富的蛋白质、脂肪、维生素，还有大量磷酸钙、骨胶原、骨黏蛋白等，能增强肌肤弹性，减缓骨骼衰老，从而达到缓解骨质疏松的目的。和猪骨搭配的花生也是一味奇妙的食材，蛋白质含量非常高，营养价值可与动物性食品鸡蛋、牛奶、瘦肉等媲美，且易于被人体吸收利用。两者熬粥能起到补益骨骼的作用。

芝麻粥

原料：

芝麻 30 克，粳米 60 克。

做法：

将芝麻和粳米洗净，同煮成粥即可。

别看这道粥简单，它可是出自《本草纲目》附方。有人觉得骨质疏松不是什么大问题，吃了钙片就可以高枕无忧，放松警惕，会造成骨质更大的流失。

治疗骨质疏松应该从补肾入手，芝麻似乎更偏于补肾，调理骨质疏松有肾什么事儿呢？其实肾与骨的关系非常密切，《黄帝内经》中就说："五脏所主，心主脉、肺主皮、肝主筋、脾主肉、肾主骨。"肾主骨，如果用我们的话来解释就是肾滋养骨骼。补肾，芝麻可是个好东西，入药味甘性平，无毒，入肾经，具有补肝肾、益精血、润肠燥的功效。每天一碗芝麻粥，补肾作用是相当好的。

在医学古籍中曾经记载过这样一个医案，这是一个名医的亲身经历。他年轻的时候不注意保养，沉湎酒色，不到四十岁就头发、胡须都斑白了，他下定决心痛改前非，不再沾染酒色，每日服食黑芝麻，渐渐地头发都变乌黑了，后来战乱发生，也顾不上每天服食黑芝麻，白发再次生出。所以他总结出芝麻"功擅黑须"。并记载在自己的医学著作里。"功擅黑须"这个"须"既包括胡须也包括头发，正和《黄帝内经》中"肾主骨，其华在发"相对应，发质乌亮是肾精充足、骨骼健壮的外在体现，我们在坚持服用黑芝麻粥期间，可以仔细观察自己的头发，如果变得油润乌亮，就说明骨骼也在发生相应的改变，变得强健紧密。

 泥鳅粥

原料：

泥鳅 250 克，粳米 100 克，葱末、姜末、料酒、盐、胡椒粉各少许。

做法：

1. 将泥鳅用热水洗去外表黏液，剖腹去内脏，冲洗干净；粳米淘洗干净。

2. 锅中加适量清水，放入泥鳅，加料酒、姜末、葱末、盐，煮至泥鳅熟烂，捞出泥鳅，去除鱼骨，鱼汤待用。

3. 取锅放入清水、粳米，煮沸后加入泥鳅汤，再用小火熬煮至粥成，然后加入鱼肉，加盐、胡椒粉调味即成。

这道粥味道鲜美，其中的主材泥鳅，被誉为"水中人参"。不但肉质细嫩，味道鲜美，而且营养价值丰富。泥鳅富含微量元素钙和磷，经常食用泥鳅可预防佝偻病及老年性骨折、骨质疏松症等。

日本人对泥鳅有很深的情结，他们认为，泥鳅是吸收了自然精华的"养生之物"，被日本人视为天然的强壮剂和壮阳药。过去日本平民家庭经济条件窘迫，一顿饭喝一碗加了盐和酱油的泥鳅汤，就感觉身上力量充沛，可以出门干活了。日本人通常把泥鳅和形态相似且同样营养丰富的鳗鱼相比，有"一条鳗鱼等于一条泥鳅"的说法。我们用泥鳅熬粥，既味美又补充骨骼所需的钙磷，非常适合骨质疏松患者食用。

麻疹

麻疹是由外感麻疹病毒（麻疹时邪）引起的急性传染病。临床以发热、咳嗽、鼻塞流涕、眼泪汪汪、满身布发红色疹子为特征。

可别小看了麻疹，"麻、痘、惊、疳"是中国古代小儿科四大主病。麻疹是由于病毒引起的急性传染病，通过咳嗽、喷嚏等急性传播，高烧不退，既凶且险，如果照顾不当，很容易引起并发症。还记得《红楼梦》里巧姐生病吗？经医生诊脉是"见喜"，有些人认为是天花，其实巧姐的病不是天花而是麻疹，大夫的诊断是："虽凶，却顺。"直到疹子出尽，一府上下才放心下来。

羊肉香菜粥

原料：

香菜50克，羊肉100克，粳米75克，盐、料酒各适量。

做法：

1. 将香菜洗净；羊肉洗净，焯去血水，切成2厘米见方的块；粳米淘洗干净。

2. 将粳米、羊肉同放锅内，加适量水、料酒，大火上煮沸后改用小火煮成粥，放入香菜继续煮3分钟，最后加盐搅匀即可。

这道粥适合正在出疹的幼儿食用。麻疹在中医上被认为是心头的火毒，有人会觉得，既然是心头的火毒，就应该用凉寒之物疏泄，给幼儿吃一点儿性凉的食物。方子里的羊肉、香菜都是温补的食材，其中羊肉还是发物，怎么会用到治疗麻疹上呢？其实这恰恰是中医的博大精深之处，反而行其道，利用的是香菜和羊肉诱发、催发的作用，使毒全部发散出来。

为什么要用香菜、羊肉把毒发出来呢？这是因为疹子是热毒，喜清凉，如果一味用清凉之剂，很容易把毒逼回血液里，循经而走很容易伤及五脏六腑，药石就更不容易疏散热毒了。而用发物催疹，就是把热毒逼到皮肤上，形成红疹，皮肤是排毒器官，随着发汗排出，热毒就可解，麻疹自然而然就好了。不只是麻疹，其他很多疹子也都是需要把它发出来才好。

 紫草二豆粥

原料：

紫草根 10 克，甘草 20 克，绿豆、赤小豆各 50 克。

做法：

1. 将绿豆、赤小豆、紫草浸泡并淘洗干净。

2. 绿豆、赤小豆先下锅加水煮，开锅后放入紫草根，粥将成时放入甘草继续煮 5 分钟即可。

这道粥能清热解毒、凉血退疹，非常适合痘疹已发的幼儿。

紫草性味甘、寒，入心、肝经，它甘寒凉润，药性缓和，既能凉血解毒，又能活血行滞，《本草纲目》言其"治斑疹痘毒，活血凉血，利大肠"，和解毒的绿豆、甘草，补血的赤小豆一起煮粥，再合适不过。不但能治疗麻疹，还可以预防手足口病。

冬桑叶粳米粥

原料:

冬桑叶 10 克,粳米 50 克。

做法:

1.将冬桑叶加水煎煮,去渣取汁。

2.粳米洗净,加水煮粥,粥将成时加入药汁,继续煮 5 分钟即可。

冬桑叶味甘、苦,性寒,归肺、肝经,有化风邪肺热之效。在《本草新编》中记载:"桑叶之功,更佳于桑皮。最善补骨中之髓,添肾中之精,止身中之汗。"用它煮粥给幼儿食用,既能清泄风热,又不会伤身体。

贴心小叮咛

要注意的是,一定要按照麻疹的病程给予调养。粥调养主要是配合治疗,切不可以调养代替治疗。

痤疮

痤疮多长在脸、胸背处,青春期男女最普遍,所以又叫青春痘。花一样的少年,鼻头上有许多黑头疮和红色的小肿块,和朝气蓬勃的模样很不相称。

从中医理论来看，痤疮是人体脏腑功能失调的外在表现。思虑过度、劳心伤神，常引起心火旺盛、心火上炎，鼻子上就容易产生痤疮。长期嗜食辛辣、油腻、嗜酒，就会脾胃蕴热，不仅会消化不良，口干、口臭、便秘等问题也会找上门来，鼻子上也常常会冒出一些脓疮来提醒，甚至会出现酒渣鼻的皮疹，对于女孩子来说，每次月经来潮前几天尤为明显。

记得有个小品，问青春痘（痤疮）长在哪里不担心，正确答案是长在别人的脸上。段子归段子，由此可见青春痘（痤疮）的难缠之处。痤疮一定不要用手挤压或者针挑，严重者要请专业医生治疗，保持患处清洁，保持良好的生活习惯和睡眠，忌食辛辣、油腻、煎炸、熏烤的食品。

正确合理的饮食对于预防和治疗痤疮也是很有帮助的，下面介绍几款清热解毒、消肿除痘的粥。

 枇杷叶石膏粥

原料：

枇杷叶10克，鱼腥草100克，石膏30克，粳米100克。

做法：

1. 将枇杷叶、鱼腥草、石膏水煎取汁。

2. 粳米洗净，加药汁及适量清水共煮粥。分2次服。

这道粥能清宣肺热、凉血利湿，可用于粉刺性痤疮。枇杷叶润肺，鱼腥草凉血，关键是这个石膏，大有益处。

有人会惊讶，石膏能吃吗？其实石膏是单晶系矿物，主要成分是硫酸钙，我们平时吃的豆腐就有石膏的成分。中医也拿它入药，其味甘辛，性大寒，归肺、胃经，因性大寒故能清热泻火，生肌敛疮。石膏的寒是非常强悍的，对肺热、胃热都有很强的解除功效，《医学衷中参西录》对石膏不吝赞美："凉而能散，有透表解肌之力，外感实热者，放胆用之，直胜金丹。"煮粥服食，既可制约石膏的寒凉之性，顾护脾胃，又有利于石膏发挥治疗作用。

五味消毒饮粥

原料：

金银花 15 克，野菊花、蒲公英、紫花地丁、紫背天葵各 6 克，粳米 100 克。

做法：

1. 粳米洗净，加水熬出米汤，取汁待用。

2. 将金银花、野菊花、蒲公英、紫花地丁、紫背天葵加水煎煮，去渣取汁，和入米汤中，趁温热徐徐喝下，最好能盖被捂汗。

此粥从中医古典名著《医宗金鉴》五味消毒饮演化而来，甚至古代有医生用它来解蛊毒，可见它的功效之强。

金银花是一种非常有趣的药用花卉，性味甘、寒，气芬芳，芳香透达的药物最能宣散邪热，而甘寒之物又能解毒，所以具有解毒散痈、清热凉血的功效。在《神农本草经》中被列为上品，能润泽容颜，久服轻身。

野菊花性辛、苦，归肺、肝经，它的排毒效果非常好；蒲公英味苦，性寒，最能清热解毒；紫花地丁也是寒凉之物，它是个尽心尽力的好臣子，配伍蒲公英，能加强解毒之功，配伍野菊花，消肿清热之力更强，配伍金银花，散结解毒。而最后一味紫背天葵，性凉，有补血凉血的作用，南方一些地区更是把它作为妇女产后的调养之物。它专解血中热毒，让热毒无法再蕴蒸上皮肤，热毒无路可循，痤疮消散，皮肤自然慢慢就会恢复应有的光滑。

 昆布薏苡仁粥

原料：

海藻、昆布、甜杏仁各 10 克，薏苡仁 50 克。

做法：

1. 将海藻、昆布、甜杏仁加水适量煎煮，去渣取汁。

2. 薏苡仁洗净，加药汁及适量清水一同煮粥食用。

这道粥有活血化瘀、消炎软坚的功效，非常适用于痤疮的食疗。可每日食用 1 次，连续食用 3 周。

有人觉得昆布很陌生，其实它也是海藻的一种，质地较我们平时吃的海藻口感粗糙。它味咸性寒，咸能软坚硬，寒能散结，它的咸寒不同于平时性寒的食材，寒凉异常，能化去各类痈疮，临床上还用它来辅助治疗癌肿，对热毒凝滞形成的痤疮更是不在话下了。而薏苡仁味甘性凉，有很好的利尿消肿、清热健脾的功效，杏仁润肠通便，两者能对昆布的寒咸起到辅佐作用，促进导致痤疮的热毒排出。

月经不调

月经不调是指月经周期、经量、色、质发生异常，以及伴随月经失调出现的全身性病变，是女性的一种多发病。子宫发育不正常，如先天性无子宫、刮宫过深、子宫内膜结核，以及先天性无卵巢，或患有严重贫血、慢性肾炎、糖尿病都会引起月经不调。过度紧张、疲劳压力大的时候，也可能引起月经不调。

在《红楼梦》里有不少女性出现过月经不调的症状，比如，凤姐小产后黄黄的脸儿，血总渐渐沥沥的，吓得鸳鸯脱口而出："这不是女儿崩吗？"再如第八十回里："香菱果跟随宝钗去了，把前面路径竟一心断绝。虽然如此，终不免对月伤悲，挑灯自叹。本来怯弱，虽在薛蟠房中几年，皆由血分中有病，是以并无胎孕。今复加以气怒伤感，内外折挫不堪，竟酿成干血之症，日渐羸瘦作烧，饮食懒进，请医诊视服药亦不效验。"这其实就是月经不调的典型症状。

西医治疗闭经一般是使用雌激素，这里说的激素，并非我们平时说的药物里面的激素，有的女孩子对激素一知半解，一听说是激素，更拒绝使用，其实正确使用激素对治疗月经不调是很有帮助的。

当然，月经不调者饮食调养也很重要，在接受正规治疗的同时，可以服食一些缓解月经不调的粥。

小茴香粥

原料：

粳米100克，小茴香10克，盐少许。

做法：

1.将砂锅放在火上烧干，放入小茴香和盐，炒黄出香，倒在钵内，研成细末；粳米淘洗干净，沥水。

2.锅中加入适量清水烧开后，下粳米，煮沸后转中火，煮至米烂汤稠时，加入小茴香末，继续煮10分钟即可。

这道粥品味道奇特，咸香可口。小茴香是我们常用的厨房调料，是烧鱼炖肉、制作卤制食品时的必用之品。因为它能除去肉中的腥臭，使之重新添香，故得名小茴香。有人会觉得奇怪，有人参、肉桂等那么多好药材，为什么要用小茴香呢？其实，并不是越贵的药物疗效就越好。小茴香味辛、性温，归肝、膀胱、胃经，最能温肾暖肝、行气止痛。由于小茴香的温偏于理气，味辛善行走，故能起到很好的疏导寒气的作用，有效缓解风寒盘踞在子宫久久不散而导致的月经不调。

苏木黑豆粥

原料：

苏木15克，黑豆50克，红糖少许。

做法：

黑豆、苏木同入锅，加清水，小火煮至黑豆熟烂，去苏木，放入红糖调味即可。

这道粥的味道略苦，所以用红糖调味，有补肾滋阴活血的功效。有人不认识苏木，其实它也是一味中药，味咸、辛，性凉，入心、肝经，有活血祛瘀、消肿止痛的功效，多用于女性血滞经闭、痛经和跌打损伤。《唐本草》言其"主破血"，一个"破"字用得非常恰当，我们以前调理月经多用温宫散寒的食材药材，而苏木调理月经完全是两条路子——味咸行血，辛能消散，大开大合地"破"，把凝滞瘀留的经血清扫干净，再配以补肾滋阴的黑豆入粥，对月经有调理作用。

 艾叶粥

原料：

干艾叶15克（或鲜艾叶30克），粳米50克，红糖适量。

做法：

1. 艾叶冲洗干净，煎取浓汁。

2. 粳米洗净，加水煮粥，粥将成时加入药汁、红糖搅匀，略煮即可。

这道粥有温经止血、散寒止痛的功效，非常适合月经不调、小腹冷痛的女性食用。艾叶对女性来说是非常重要的一味药，中医甚至有"女人不可无艾"的说法，很多调理月经的中成药里都有艾叶的成分。

《本草从新》说："艾叶苦辛，生温熟热，纯阳之性，能回垂绝之阳，通十二经，走三阴，理气血，逐寒湿，暖子宫。"它对月经不调的调理方式和小茴香不同，小茴香靠温肾暖肝来行气止痛，而艾叶属于"一力降十会"，它的温热连厥冷欲绝濒死的病人都能救回，更别说区区月经不调了。

宫寒

家里有老奶奶的，会说一些老话："女人身子要暖一点儿才好。"其实正确的说法是女人的子宫要暖一点儿。"宫寒"是中医学上的一个概念，简单地说就是"子宫寒冷"。子宫寒冷并不是说子宫腔内的温度低，而是指子宫及其相关功能呈一种严重低下的状态。子宫温暖，体内气血运行通畅，按时盈亏，经期正常。如果子宫受寒，那么血气遇寒就会凝结，就会出现痛经等问题，严重的还可造成不孕。

造成宫寒的原因很多。平日就怕冷、手脚容易发凉的女性，由于体内阳气不足，就易出现宫寒；宫寒也与不良的生活习惯关系密切，如有些女性爱吃冷饮、冬天着装单薄等。

 红花糯米粥

原料：

红花 2 克，当归 10 克，丹参 15 克，糯米 100 克。

做法：

1.将红花、当归、丹参加水煎药，去渣取汁。

2.糯米洗净，加水及药汁共煮粥即可。

宫寒既然是寒，就需要温来调补，这道粥中，当归性温行血补血，丹参破

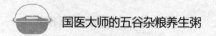

瘀，而粥里最关键的食材就是红花，红花味甘性温，有活血化瘀、养血止痛之效，暖宫却不会过分热。我们看各种宫廷剧，一旦嫔妃怀孕，总有嫉妒的宫人往她的饮食里下红花，阴谋使她流产。红花过量服用的确容易导致流产，但少量应用调理宫寒却能收到很好的效果。

 ## 当归生姜羊肉粥

原料：

当归15克，枸杞子10克，羊肉150克，粳米100克，生姜10克，盐、胡椒粉各少许。

做法：

1.将当归洗净，切成薄片，放入带盖的容器内，注入热水，使之膨胀；生姜洗净切丝。

2.取筋膜较少的羊肉，切成薄片；粳米洗净，泡2个小时以上。

3.在深底锅内放入当归及浸泡的水、羊肉、粳米，再加适量水，大火煮沸后改小火煮粥，粥将成时放入枸杞子和生姜丝略煮，最后加入少许盐、胡椒粉即可。

这道当归生姜羊肉粥可是大有来历，是从汉代名医张仲景在《伤寒杂病论》的当归羊肉汤演化而来的。当归是妇科要药，活血补血，对改善子宫甚至整个女性生殖功能都有至关重要的作用；生姜性辛温，温中散寒，能助当归活血、养血一臂之力；而羊肉甘、温，比牛肉热性强，适合寒冷冬季及患有寒症者食用。三者共煮成粥，坚持食用一个月，就能使手脚温暖、气血充足，宫寒症状也会逐渐消失。

贴心小叮咛

宫寒不同于其他的妇科疾病，既要调又要养，养甚至比调更重要。首先要注意不要吃冰冷的食物，食必温热，尽量远离寒性食物。尽量少待在空调房里，空调的冷气很容易侵入身体，尽量别在办公室里午休，如果淋雨或者受凉，及时补救，给自己喝一点儿驱寒的生姜茶，赶走寒气，以免它在身体里停留。